# 思春期青年期精神医学

Japanese Journal of Adolescent Psychiatry
VOL. 27 No. 2　2018年1月発行

●目　次

- ●巻頭言
    - 創立30周年を迎えて ………………………………………………………… 小倉　清　　89
- ●第30回大会　シンポジウム「青年期におけるアタッチメントの課題」
    - アタッチメントと適応の動的‐成熟モデル（DMM）から見た青年期の
    - アタッチメントの発達過程――DMM-AAIを用いた心理療法効果測定の試み ……… 三上謙一　　91
    - 複雑性PTSDと青年期アタッチメントとの関連 …………………………… 大江美佐里　102
    - 愛着障害患者治療におけるコンテイナー機能 …………………………… 鈴木智美　108
    - 討論記録 ……………………………………………………… 加藤隆弘・平野直己　116
- ●第30回大会　特別講演
    - 対象関係から見たアタッチメントの課題 ………………………………… 松木邦裕　127
- ●第30回日本思春期青年期精神医学会大会記録　一般演題
    - 摂食障害における「わかること」の意義 ………………………………… 石橋大樹　138
    - 治療者への同一化を頼みとしながら対人恐怖心性を抱える青年期事例 ………… 牧野高壯　138
    - 嘔吐恐怖の前思春期女児に対する入院治療
        - ――児童精神科病棟という空間を利用すること ……………………… 伊藤一之　139
    - 記憶の繋がらない子ども達と繋がりを持つことはできるのか
        - ――精神科救急病院・児童心理治療施設・一般精神科病院でタッグを組んだ力動的取り組み
            - ……………………………………………………… 堀川百合子・堀川公平　140
    - 森田療法から見た母子関係の臨床 ………………………………………… 黒木俊秀　141
    - 不登校を抱える思春期ASD患者とのプレイセラピー
        - ――ウィニコットの視点から ………………………… 作山洋子・増尾徳行・館　直彦　141
    - 精神科児童思春期専門病棟における音楽療法の実践
        - ――バンド活動での関わりについて …………………………… 桜井三月・中　康　142
    - 自殺企図で入院した女子中学生の両親に対する親ガイダンス …………… 中　康　143
    - 不安と罪悪感から互いに離れられない母娘関係への母親ガイダンス
        - ――助言ケースワークから準洞察療法の親ガイダンスを活用して …… 仲谷　隆　144
- ●原　著
    - 実態調査からみるひきこもり地域支援センターの現状と課題 …………… 草野智洋　145
- ●卒後教育
    - 防衛の分析――Anna Freudの臨床実践と臨床観察 ………………………… 柴田恵理子　154
    - 思春期に現れる乳児期来の諸問題 ………………………………………… 小倉　清　179
- ●合同委員会・編集委員会報告 ……………………………………………………… 192
- ●日本思春期青年期精神医学会規約 ………………………………………………… 197
- ●編集方針・投稿規定 ………………………………………………………………… 198
- ●英文目次 ……………………………………………………………………………… 199

■お知らせ

## 子どものこころ専門医制度について（第6報）

　本学会からの推薦を受け，子どものこころ専門医機構から受験資格を認定された会員は，「子どものこころ専門医認定試験」を受験することができます。
　他の3学会の認定資格に準拠し，本学会は以下の基準を満たす会員について審査し，適格であれば推薦書を発行します。
1. 精神科専門医，小児科専門医のいずれかの資格を有すること。
2. 現在，児童・思春期・青年期精神医学の臨床に従事しており，かつ，一般精神科2年以上，および児童・思春期・青年期精神科医療3年以上を含む7年以上の臨床経験を有すること。
3. 継続して5年以上，本学会の会員であること。
4. 自ら治療にあたった症例報告を提出できること。症例報告は以下の要件を満たすものとする。
   (1) 申請者が診療を担当した時点で20歳未満の症例3例を必要とする。
   (2) 治療は成功した例である必要はないが，治癒に至っていない場合は6カ月以上の経過追跡を必要とする。
   (3) 主訴（治療を始めることになった理由），家族歴，生育歴，現病歴，現在症，診断，治療方針，治療の内容，経過を記載し，一定程度の考察を付記し，4,000字以上，5,000字以下の記述を必要とする。
5. 最近3年間に診療した20歳未満の症例30名の一覧表が提出できること。一覧表には，年齢，性別，診断名，治療法，転帰を記載すること。
6. 児童・思春期・青年期精神医学に関する研究論文あるいは研究集会における報告が1回以上あること。

　申請にあたって必要となる書類は以下の5点です。ワード，エクセル，pdfファイルのいずれかで学会事務局宛にメール添付でお送りください。学会事務局のメールアドレスは，jsap.gim@gmail.comです。
1. 精神科専門医または小児科専門医の認定証の写し
2. 所定の臨床経験を記した略歴
3. 症例報告3例
4. 診療実績一覧
5. 研究論文または研究報告の抄録の写し

　子どものこころ専門医機構への申請については，「子どものこころ専門医申請の手引き」を参照の上，必要書類を機構に郵送してください。申請の手引き，申請書類等については，本学会のホームページからもダウンロードできます。本学会の推薦医資格については，通年で受け付けています。

　　　　　　　　　　　　　　　　　　　　　　日本思春期青年期精神医学会会長　　小倉　清
　　　　　　　　　　　　　　　　　　　　　　子どものこころの専門医関連委員会　近藤　直司

― 巻頭言 ―

# 創立30周年を迎えて

小倉　清

クリニックおぐら

　本学会がその創立30周年を迎えたということで，ここに小文を書かせていただく。30年というと，そんなに長い年月ではないのだろうと思っていたが，いざペンをとってみると，当時の細かいことが十分には浮かばない。だから思いちがいや考えちがいがあろうと思うが思い浮かぶままに記してみようと思う。

　笠原先生，西園先生，前田先生，小此木先生，辻先生などの他にも著明な方々がいらして，何回も準備会を開いたりしたのだった。関西医科大学の会議室をお借りして，打ち合わせを重ねたこともあった。そして大体は辻先生がまとめ役をなさって，型が出来上がっていった。この会の基本的なあり方，考え方については特定のオリエンテーションをもつというのではなく，どんな考え方の方も歓迎するという方針を指し示すことになった。

　以下に述べる資料は生田憲正先生が提供して下さったものである。

　設立総会は大阪市産業年金会館において，1988年（昭和63年）5月14日に行われ，大会会長は辻悟先生にお願いした。大会に集まった方々は150名位だったように記憶するが，これは確かではない。大会終了後に，中庭のような所で食事が出て，特に日本酒が皆さんの好みにピッタリで好評であったのが記憶に残る。

　そして大切なこと，初代の学会会長には名古屋の笠原嘉先生にお願いし，その後12年もの長い間，会長職をお願いしたのである。笠原先生は皆さん御存知のように，大変学識豊かで，おだやかで，大人としてどっしりと構えておられる方で，皆さんから全幅の信頼を永年にわたって得ておられる方であられる。先生の文章は中井久夫先生が「日本一だね」といわれるほどに素晴らしいし，講話も実にスムーズで理解しやすく美しい。笠原先生に12年間も会長をお願いできたのは本当に幸運なことであった。

　大会のテーマは第一回が「思春期と青年期の発達と臨床」，第二回は「強迫と思春期心性をめぐって」，第三回は「ティーンエイジャーと精神分裂病」であった。ここまでが日本精神神経学会の大会にぶらさがったやり方であったが，予想したよりは参加者の数が少なく，それならもういっそ独立して年次大会をやろうということになった。それで場所は，津田ホール，国立教育会館，野口記念会館，札幌武田ビル，全共連ビル，松本文化会館，甲府シティプラザ，ワークピア横浜，市川サンシティ，ビックパレットふくしま，福岡ガーデンパレス，RCC文化センター，千里ライフセンター，横浜市開港記念会館，などで行われるようになった。予算が少しふえたり，器材などを自前でそろえるなど，少しむつかしいこともあったが，出席者数はむしろやや多めであった。心理系の先生たちも徐々にふえていった。

　大会テーマも「チーム医療にむけて」，「受診

しない患者と親への対応」、「思春期青年期――同一性論再考」、「摂食障害の治療」、「コンダクト・ディスオーダー教育・医療・司法の接点を求めて」、「青年期にみられる解離」、「青年のひきこもり」、「行動障害の精神療法の可能性」、「青年期の自己愛と社会性」、「思春期青年期臨床と乳幼児体験」、「精神療法の治療機序」、「気分障害」、「乳幼児虐待とその後の人格形成」、「父性」、「入院治療の展開」、「アタッチメントの課題」と多分今まではなかったものがふえ、有益であったと思う。

　尚、国際学会（ISAP）が1984年に設立されて、日本の学会も加入するようにと要請された。それで私はすでに国際児童学会（IACAPAP）に加入していた関係で、それに関与することになった。その設立準備会が1983年に2回行われ、私は2回もパリへ行った。そして翌年学会が設立されて、その第一回大会がパリで行われたのであった。今はもう亡き先生方も世界各地から集まり、学会というよりも、僚友会ないし御馳走を食べる会みたいな会という印象が強かった。理事達はもういいかげんな年になっても、まるで青年期そのものみたいな人たちが多く（私もそうだが）、その面でやや困ることもいろいろあった。要するに我がままで、面倒をかけるのである。でも一度はつぶされかけたISAPPも、今は立ち直って、来年からはきちんとやるんだといっているらしいから、まず安心だろうか。尚、ISAPPは4年に1回開かれる。2003年6月第6回大会（ローマ）では心理の先生たちも加わったので、名称もPが一つふえてISAPPとなった。

　尚、日本の学会は笠原先生が12年も会長をなさり、そのあと2000年から私が会長となり、それが2013年に皆川先生へとうけつがれた。しかし3年後の2016年4月に皆川先生がご逝去されて、やむなく再び私は仮の会長となって今日に至っている。

　来年9月にはISAPPの申し入れで、日本でregional meetingを大阪で行うことになっている。これは館直彦先生がお世話して下さることになっている。館先生と補永栄子先生とは、2007年第7回（モントリオール）、2011年第8回（ベルリン）、そして2013年トルコでのregional meetingに出席され、更に2015年第9回大会（ニューヨーク）に出席されておられる。次は2019年パリで、復興をかけて大会が開かれるという。

　現在、我が国の会員数は328名、研修会員12名（医師234名、心理士106名）となっていて、年度の会計は順調ということである。尚、年に2回のみ機関誌が出版され、年々充実したものになって来ているといえよう。

◆ 原 著 ◆

# アタッチメントと適応の動的-成熟モデル（DMM）から見た青年期のアタッチメントの発達過程
―― DMM-AAIを用いた心理療法効果測定の試み ――

三上　謙一*

**抄録**：Crittendenが開発した「アタッチメントの動的-成熟モデル（Dynamic-Maturational Model of Attachment and Adaptation: DMM）」と呼ばれる新しいアタッチメント理論は，乳児期から成人期への発達過程で，成熟と経験の相互作用によって，乳児期には使用できなかったより複雑で多様なアタッチメント方略が徐々に使用できるようになると想定している。中でも青年期以降に使用が可能になる方略であるA6は，青年期までに様々な危機を経験してきた結果，他者との親密な関係を持たずに生きていこうとする方略である。本研究では，家族関係のトラウマのために抑うつ症状を呈した30代後半の女性に対する心理療法の効果を測定するために，開始直後と終結後の二度にわたってDMM-AAIを実施した。分析の結果，未解決のトラウマが解決され，機能不全に陥っていたA6方略が再び機能するようになり，症状が改善したことが示唆された。この結果と心理療法過程に基づいて青年期のアタッチメントの発達過程と，DMMの臨床的意義について考察した。

**Key words**：アタッチメントと適応の動的-成熟モデル（DMM），DMM-AAI，青年期のアタッチメント，A6（強迫的自立）方略，心理療法の効果研究

## I．問題と目的

### 1．アタッチメント研究の新たな発展

これまでのアタッチメント研究は，Ainsworthのストレンジ・シチュエーション法（Strange Situation Procedure；以下，SSPとする）とMainのアダルト・アタッチメント・インタビュー（Adult Attachment Interview；以下，AAIとする）を基盤としている。これらの研究では乳児のアタッチメント分類は，Ainsworthが発見したA（回避型），B（安定型），C（アンビヴァレント型）の3分類に，Mainが後から発見したD（無秩序・無方向型）を加えた4分類が基本である。このABC+Dモデルでは，成人のアタッチメント分類は乳児のアタッチメ

---

The developmental process of adolescent attachment from the view point of the Dynamic-Maturational Model of Attachment and Adaptation: An attempt to measure the effect of psychotherapy by using the DMM-AAI

\* 北海道教育大学保健管理センター
〒002-8075　北海道札幌市北区あいの里5条3丁目1
Kenichi Mikami : Health Administration Center, Hokkaido University of Education

ントに対応して4分類であると想定され，これによって親と子どもの間でのアタッチメントの世代間伝達など重要な研究が蓄積されてきた。

これに対して，近年，Crittendenが開発した「アタッチメントの動的－成熟モデル（Dynamic-Maturational Model of Attachment and Adaptation：以下，DMMとする）」[注1] と呼ばれる，新しいアタッチメント理論が注目を集め始めている（Crittenden & Landini, 2011；三上，2015；三上，2017）。DMMでは，ABC+Dモデルのように乳児期のアタッチメント分類と成人期のアタッチメント分類が対応するとは想定せず，むしろ成熟と経験の相互作用の中で，乳児期に使用できなかったより複雑で多様なアタッチメント方略（自己防衛方略）を徐々に発達させていくと想定している（図1）。CrittendenはDMMの観点から従来のAAIを修正したDMM-AAIを開発したが，これまでの研究ではDMM-AAIは健常群と臨床群をより明確に区別できるだけではなく，臨床群内でもさらに詳細な区別が可能であることが示唆されている（Crittenden & Landini, 2011）。

## 2. DMMから見た青年期のアタッチメント

青年期は生物学的基盤に基づいた成熟の時期であり，皮質の発達により抽象的に考えることができるようになるのと同時に，性的衝動も高まってくるため，対人関係も変化する（Crittenden, 2016）。親から離れて過ごす時間が増えて，自分自身の判断で行動するようになる。また親友関係もより深まり，より互恵的なものとなる。さらにほとんどの青年が恋愛経験を持ち始めるが，これは将来夫婦関係を持ち，やがては親となることへの基盤であると考えられる。

しかし，青年期に至るまでにアタッチメント関係の中で様々な危機を経験してきた者の中には，この時期に新たなアタッチメント方略（自己防衛方略）を発達させる者がいる（Crittenden, 2016）。A5（強迫的無分別）方略を用いる個人は，自分の家族関係に対してずっと失望してきて，また危機に晒されてきたため，見知らぬ人と親密な関係を結ぼうとする。これに対してA6（強迫的自立）方略を用いる個人は正反対の解決法を取り，自分は対人関係に向かず，自分自身に本質的に問題があると考える。

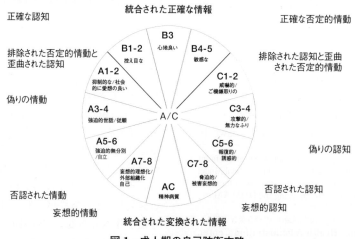

図1　成人期の自己防衛方略

A6の中には社会関係は維持できるが，親密な関係を持てない者と，いかなる対人関係も維持できない者がおり，特に後者はうつ病のリスクが高いと考えられている。

### 3. 筆者のこれまでの研究と本研究の目的

筆者はDMM-AAIに魅力を感じて，Crittenden博士の下でトレーニングを受け始め（三上，2014），2015年に本誌に発表した論文では心理療法事例をDMMの観点から考察したが，DMM-AAIを実際に用いたわけではなかった。次に，初めてDMM-AAIを使用した心理療法事例を国際学会で発表したが，この事例では行き詰まりから回復するために心理療法中期にDMM-AAIを用いた（Mikami, 2015）。本研究では初めて，心理療法初期にDMM-AAIを施行して，かつ終結後に再び施行して，心理療法の効果をDMM-AAIによって測定するということを試みた。

本研究は，DMM-AAIによって心理療法の効果を測定し，青年期のアタッチメントの発達過程と心理療法過程との関連，及びDMM-AAIの臨床的意義について考察することを目的とする。

## II. 方　法

### 1. 調査対象者

以下，匿名性を確保するために，内容を損なわない程度に一部情報を修正してある。
①クライエント：Aさん（30代後半，女性，社会人大学院生，独身）主訴：7年ほど前から秋口になると落ち込む。
②家族構成：父親は自営業で中卒であった。怒ることはなかったが，Aさんにとって頼れる存在ではなかった。母親も自営業で中卒であった。母親は子どもの頃のAさんには厳しく，手や定規でAさんを叩くこともよくあった。しかし，大学に入ってからは急に優しくなった。またAさんに父親の愚痴を言うことも多かった。弟は4歳下で，昔から親に反抗していた。今は本州で暮らし，独身である。
③生育歴：子どもの頃，夫婦喧嘩が多く，母親が1人で，またはAさんと弟を連れて家を出るということもあった。小学校低学年の頃，母親の仕事が忙しく，授業参観には父親が出ていたため，担任には父子家庭だと思われていた。自営業が定休日の日には，家で何が起きているのか不安で，遊ばずにまっすぐ家に帰っていた。中学の時は部活の顧問から頼られる存在だった。大学卒業後に現在の仕事（援助職）へ。20年近く病気休暇を取ったことはない。7年前から秋口に気分の落ち込みを感じるようになり，大きな落ち込みが3，4年ごとに来るようになった。休職も考えたが，休職して実家に帰るのが嫌で，代わりに夜間開講の大学院へ入学することを決意した。
④来談経緯：筆者の講義を聞き，主訴を解決したいと自主的に来談。
⑤臨床像：いつも背筋が伸びて，口調もはっきりしている「しっかりした人」という印象。
⑥治療構造：週1回，50分，無料。

### 2. 研究の経過

大学院1年目に心理療法を開始し，まず1回目のDMM-AAIを施行した。心理療法は翌年の3月に，Aさんの職場復帰をきっかけに23回で終結した。大学院2年目に入り，終結3カ月後に1回目のフォローアップ面接を行った。大学院3年目，終結から1年半後に2回目のフォローアップを行った。その後に2回目のDMM-AAI（B形式）[注2]を施行した。なおDMM-AAI以外の心理療法の経過は面接終了後にセラピストがプロセスノートに記録した。

### 3. DMM-AAIの分析

DMM-AAI及びDMM-AAI（B形式）はどち

らもセラピストがインタビュープロトコルに従って施行し，全てのやりとりを録音した。施行時間はどちらも約2時間であった。次に，分析の関係上，細かな言い淀みなども可能な限り正確に逐語記録として書き起こした。さらにそれらを信頼できる通訳翻訳の専門家に依頼して，英文に翻訳した。その英文データを海外在住の，信頼性の高いDMM-AAIコーダーにアタッチメント方略の分類を依頼した。その際，クライエントの背景情報及び心理療法の経過については伝えないようにした。

### 4．倫理的配慮

フォローアップ終了後，本事例の学会発表と論文執筆についてAさんに説明し，同意を得た。またDMM-AAIの分析についても客観性の確保のために，第三者に評定を依頼する必要性があることを説明し，了解を得た。

## Ⅲ．結　果

### 1．心理療法過程

以下，セラピストはThと表記する。

#1〜#4はアセスメントであった。初回には，秋口から雪が降るまで落ち込み，仕事もできなくなること，しかし，それでも朝6時半には出勤して，病気休暇を一度も取らなかったということが語られた。最初Thは季節性感情障害を疑った。しかし，暖かくなってからではなく，雪が降って町が白くなった頃から落ち込みが改善するとのことだったため，さらに話を聴いてみると，フラッシュバックがあることが明らかになった。具体的には，お母さんの手を引かれて家を出る場面と，もう一つは朝起きたらお母さんが家にいなくて，電話で「頑張ってね」とだけ言われて，突然ガチャンと電話を切られたという場面であった。電話を切られた時にどう思ったのかと聞くと，「もう帰って来な いんだと思った」と涙ながらにAさんは語った。その後の記憶はなく，またこの記憶は誰にも話したことはなかった。そしてThが〈ちなみにそれはいつ頃のことでした？〉と聞くと，「ああ，秋だ！」とこのトラウマティックな出来事が，落ち込みの始まる秋口に起きていたことをAさんは思い出した。

また#4では，今年で30代後半になるが，同世代の人はみな子育てをしているのに，自分はそうではない，この話をすると胸がざわざわする，一人でもいいじゃなかいかと思いつつ，親に悪いと思うなどの葛藤が語られ，「結局ここに行きつくのかな」とも語った。この回の最後にThはこれまでのAさんの話から，抑うつの問題は家族関係の中でのトラウマティックな体験と関連していること，親との関係を振り返ることが問題の改善に役立つ可能性があることを伝え，Aさんも意欲を見せたため，心理療法を開始することとなった。

#5にAさんは，一人は怖くなかった，人と近づくのが不安であったこと，中学の頃から親しい人いなかったことを語った。ThはAさんの親子関係とそれに対する自己防衛方略をさらに深く理解するために，DMM-AAIを実施することを提案し，Aさんも同意したため，翌週実施した。#6にDMM-AAIの感想を聞くと，ネガティブなことばかり思い出してしまう，特に家を母親が出て行った後の父親の寂しそうな表情が思い浮かび，自分が強くならなければ家族がバラバラになると思っていたことを思い出したとのことであった。Thは，Aさんが本当は強くてしっかりした父親を求めていたであろうこと，でもその気持ちを認めるわけにはいかなかったであろうという理解を伝えると，Aさんは「親のせいにするつもりはないけど，いつも親に気を遣っていたと思う」と涙した。

#8では両親がまた夫婦喧嘩をしたので実家に様子を見に帰ったことが語られた。Thが，

───シンポジウム

　本当に戻る必要があったのか尋ねると，「やっぱり不安なのかな」と涙を流した。ThはAAIとつなげて，AAIには役割逆転という概念があるが，Aさんは親の世話をする役割逆転をしているようであること，子どもの時にはそれは適応的で，そのおかげで親からも世話してもらえたが，今となっては親がAさんを頼るため，結果的にAさんの自立を妨げるという意味で不適応的になっているという理解を伝えた。Aさんは「そうやって見てみると，人生の色々な所に影響をしているなと思います」と答えた。
　#10では，現実の場面で「自分が至らないからだ」とか「自分が悪いからだ」と思った時に，過去の記憶を想起していたと語った。翌週Thが風邪のためキャンセルすると，#11では，「先週は熱があったそうですね」とThを気遣った。その後，拒絶が怖い，「勝手にしなさい」とか「もういい」とか言われるのが怖い，何かあると必ず母に最後にはそう言われたこと，捨てられるという恐怖があったことを語った。また#14では，就職時に，新人の子が1カ月ぐらいしてから電話で「寂しい」と泣いていたこと，こういう風に感じるんだなと思ったことを想起した。そして，「寂しいと感じられない自分が悲しい。いつからそうなってしまったんだろう」と涙した。
　#15には，最近ここで話していることを過去と結びつけてみるようになったと語り，これまで何度もセクハラまがいのことにあってきたが，もしかしたら「強くて，ぶれなくて，優しい父親。それを当時は気付いていなかったけど，相手に求めていて勘違いされたのかも」と父親との関係とセクハラを自発的に結び付けた。これらのセクハラの件は誰にも相談しなかったとのことであった。Aさんは続けて，以前自宅の網戸が切り裂かれていた事件，また夜中の2時に誰かが部屋に侵入しようとしていた事件もあった，と2つの事件を笑いながら話し，でもそれ

らも誰にも相談しなかったと語った。
　Thは，セクハラ自体は誰でも相談しにくいものだと前置きした上で，セクハラの件の後に2つの事件を続けて想起したのは，どちらも他者に相談できないことと関連しているからではと伝えた。すると，Aさんは「親に話したら，親が抱えきれなくて困ってしまうのではと言えなかった」と答えた。Thが〈本当は強くてぶれなくて優しい親がほしかったが，Aさんの心の中の親のイメージは弱くて傷つきやすくて，悩みを投げかけたら壊れてしまいそうだったので，相談できなかったのでは〉と伝えると，Aさんは涙ぐんで認めた。
　#16では，いつもは実家にいるのは2日が限度だったが，今回の正月は実家にすごく長くいたと報告した。#19では，ある人の葬儀の件を知り合いと話している時に，ふとその人の視線を感じて，自分が笑いながら話しているのに気付いた，と涙した。「ああ，今までこうしていたのかなあ」と実感を込めて語った。#20では，考えてみれば，短期間しか実家にいないのは親への怒りを意識しないためかもと初めて親への怒りについて言及した。#21と#22の間は，双方の都合が合わず，面接は1カ月間隔が空いた。
　すると#22で，職場の人から禁煙うつになったという電話があったこと，自分も落ち込まないために，休みの間は自分のことをあまり考えないようにしていたことを報告した。Thが〈同僚が煙草を吸うのをやめることでうつになったように，ご自分もカウンセリングをやめることでまた落ち込むのではという不安があるのでは〉と伝えると，Aさんは「それはありますね」と涙声で答えた。
　最終回の#23では，面接の感想として，色々な意味で離れがたい，今まで語れなかったことをここで語れた，ネガティブな方向に考えることが少なくなった，突然昔のことを思い出すこ

とも少なくなった，最初の頃はThの期待にちゃんと応えているだろうかとばかり考えていた気がするが今は考えなくなってきた，などと語った。Aさんが職場復帰するために，面接はここで一度終結し，以後必要な時に面接を申し込んでもらい，その後の経過を見ることとなった。

フォローアップ1は終結3カ月後に行われた。Aさんは，以前はやめられなかった他者の意図をかんぐることをしなくなった，以前はただ自分はだめだとか母親との記憶が思い浮かんできていた，以前は言いたいことをはっきり言っていたが，他の関わり方があるのでは，目に見えない部分を想像するようになった，などと報告し，最後にこの冬を乗り切れるかどうかですねと語った。

フォローアップ2は1年半後に行われた。昨年の冬について，Aさんは「季節が冬に入りかけというだけでなく，仕事で切羽詰まっている時に落ち込みやすいと気づいたので，気を付けるようにしていたら，結果として落ち込むことはほとんどなかった。」とのことであった。また，フラッシュバックや不眠もなくなったこと，以前は母親の話を聴いているうちに，昔母との間にあったことを思い出してしまっていたが，今はそれなしに聴くことができるということも報告した。さらに，仕事で相談業務をする時も，以前は相手の話を聴いている時に「自分も眠れないな」などと自分との共通点を探して，段々ネガティブな気持ちになっていくことが多かったが，今は自分のことと相手のことを区別して聞けるようになったというように，相談業務にも肯定的影響が出始めているとのことであった。また，「最近，秋物がないことに気づいて笑ってしまった。10年間ずっと秋から冬にかけて外を出歩かず，家の中にひきこもっていたから，持っていなかった。」と語り，「最近は何とかなると思えるようになってきた」と報告した。症状面の改善が持続していることが確認できたため，Aさんの在学中にこれ以上の面接は行わなかった。

代わりに，このフォローアップ面接のすぐ後に，心理療法によってDMM-AAIの結果が変化したかどうかを見るために，DMM-AAI（B形式）を施行することをお願いし，了承を得て実施した。卒業後もAさんと連絡を取る機会があったが，これまでのところ大きな問題なく職場復帰を果たしているようである。

## 2. DMM-AAIによる心理療法の効果測定

①心理療法前後でのDMM-AAIの分析結果

分析の結果，アタッチメント方略は図2のように変化していた。

②DMM-AAIの分類記号の意味

開始直後のDMM-AAIの結果は大変複雑なものになっているが，その要点は「A6（強迫的自立）に近い方略が，トラウマのために機能不全に陥っている」ということである。記号を一つずつ見ていくと，IOは「既存の分類に当てはまらない不安定型」を示している。（R）？のRは「再構成（Reorganization）」を示している。

再構成とは「ある方略から別の方略へと変化して」おり，「どちらの方略も十分には機能しておらず，それゆえに分類基準が混合していて，十分に基準を満たさない」状態である（Crittenden & Landini, 2011, p.256）。通常はAまたはC方略からB方略へと変化することが多いが，理論的にはAからCへ，またはその逆もあると想定されている。また再構成が該当する

---

〈心理療法開始直後〉
IO (R) ? Utr (dn) $_{PAN}$ A + (6)

〈心理療法終結後〉
Utr (dn & dpl) $_{PA\text{-}burn}$ R (Utr (dn) $_{many}$ A+ → A6 → ?)

**図2 心理療法前後でのアタッチメント方略の変化**

ということは，話し手が現在使用している方略があまり役に立たなくなっていることにすでに気づいており，積極的にそれを更新しようとしていることも示唆している。

ただし，ここで（R）？と表記されているのは，「変わろうとする姿勢は見られるが，それを裏付けるだけの十分な証拠が逐語記録の中に見られない」ということを意味している。この表記は「変わりたいけどどうすればよいのかわからない」という心理療法開始時のAさんの状態によく当てはまっていると考えられるかもしれない。

次にUtr(dn)$_{PAN}$は，身体的虐待とネグレクト（Physical Abuse and Neglect）に関する未解決のトラウマ（Unresolved Trauma）が否認された（denied）形式で存在している，ということを示している。DMM-AAIは，従来のAAIよりも，さらに多様な形式の未解決の喪失及びトラウマを想定しているが（Crittenden & Landini, 2011），これはその中の一つである。Aさんは，フラッシュバックでいつも思い出す，母親に電話を切られてしまった場面について誰にも話さずに，その影響を必死に否認して生きてきたと思われる。しかし，職場内の激務のためにストレスが高まって防衛が弱まってきた時に，秋口の季節の変化をきっかけにフラッシュバックが起きて抑うつ症状が出るようになったのではないかと考えられる。

最後にA+（6）はAさんが用いてきた主要な方略を示している。A+は「A3-8」というDMM独自の分類を指す略記である。そして（6）というのはA6の要素が一部見られるが，A6の分類基準を完全には満たしていなかったということを意味している。

次に，心理療法終結後のDMM-AAI（B形式）の結果を見てみたい。この結果が示唆しているのは，「トラウマのためにA+が機能しなかった状態から，心理療法後にはA6方略が明確に機能するようになった。しかし，このままA6方略を使い続けるのか，それともさらに再構成するのかははっきりしない」ということである。まず，Utr(dn & dpl)$_{PA-burn}$は，子どもの頃にAさんが誤って味噌汁をこぼして大やけどした出来事が否認され，かつ他者の問題として置き換えられた（displaced）形式で未解決のトラウマになっていることを意味している。しかし，このエピソードはAAIのみで語られて心理療法の中では語られなかったので，これが現在のAさんの生活にどれほど影響しているかは評価しがたい。

また，R(Utr(dn)many A+ → A6 →?)は，多くのトラウマティックな出来事が否認されて未解決であったために，A6が機能していなかったが，それが解決したために，A6が修復されてはっきりと機能するようになった，しかしそこから先に，例えばB方略へと再構成していこうとしているかどうかははっきりしていない，ということを示唆している。この結果はフォローアップ面接で抑うつやフラッシュバックや不眠が改善していることが報告されていたこと，にもかかわらずAさんがその時点では他者と親密な交流を持ち始めているという報告がなかったことと合致しているように思われる。

つまり，この心理療法の前後でのDMM-AAIの結果の変化を見る限り，今回の心理療法では症状は改善されていても，他者に頼らずに生きていくというA6方略を中心に組織化されたAさんの自己防衛方略自体は大きく変化していないということが示唆される。

## Ⅳ．考　察

### 1．心理療法過程の考察：青年期のアタッチメントとA6（強迫的自立）方略

DMM-AAIの分析結果に示されているように，Aさんは，DMM独自の分類であるA6方略を

用いてきたと考えられる。そこで，本節ではまず青年期に発達するA6方略の特徴と，面接内容との関連について考察してみたい。A6方略は最低限の自立が可能になる，青年期以降に組織化されるものである（Crittenden & Landini, 2011）。この方略は子どもの頃に親から拒絶されたという感覚と関連していることが多い。実際，Aさんは母親には見捨てられることを極度に恐れ，また父親はAさんを守ることができなかった。またA6方略を用いる個人には子どもの頃の友人関係がほとんどないとされるが，Aさんも本当に親しい友達を持たなかったようである。

さらに，A6はA1（理想化），A3（強迫的世話），A4（強迫的従順）が機能しなかったため用いられるようになることが多い。Aさんは，本当は頼りになる父親がほしかったが，母親に捨てられそうになって寂しそうな表情を見せる父親を理想化できなかったと思われる。また，両親の喧嘩が心配で放課後すぐに家に帰るなど親の世話をしたり，また時に体罰を用いる母親の言うことに従ったりしていた。しかし，最終的には大学入学と同時に家を出て，それ以来実家からは距離を取り，同時に親しい友人や恋人を作ることもなく，親への怒りや寂しいという感情を抑制して生きてきた。Crittenden & Landini（2011）によれば，A6は安全の手段としてすべての人間関係から引きこもるのだが，「一人は怖くなかった。人と近づくのが不安」というAさんの言葉はこのようなA6の特徴をよく表している。

### 2. DMM-AAIによる心理療法の効果測定についての考察：症状軽減 対 パーソナリティ成長

DMM-AAIによる効果測定では未解決のトラウマは改善されて症状は軽減したが，A6という基本方略そのものは変化していないことが示唆された。これは，今回の心理療法が実質23回という短期間であったことを考慮すると，極めて妥当な結果であると考えられる。

つまり，本事例ではDMM-AAIを使用して，アタッチメント関係に焦点を当てた心理療法を行ったことで，これまで語られなかったアタッチメント関連のトラウマがある程度改善されて，A6方略は再び機能し始めたと思われる。その一方でAさんは心理療法を通じて従順（A4）で，風邪を引いたThを気遣う（A3）など「良い子」であり続け，また親への怒りや異性との親密な関係など，終結までに十分に探索しきれなかったテーマも残されている。このような経過とDMM-AAIの結果を合わせて考えると，A6方略そのものが変化するには今回のセッション数では十分ではないことが示唆される。

Crittenden & Landini（2011）によると，A6方略には「長期間にわたって一人で機能したり，新しい関係をすぐに容易に開始したり，自分の行動に責任を持てる能力がある」という長所もある（p.172）。実際，Aさんは職場でも頼りにされているようであり，その意味でトラウマが解決されればA6方略はAさんの現実適応に役立っているように思われる。その一方で，自身の情動を軽視したり，他者に頼らず過剰に自立を強調するなどの脆弱性も残っていると思われる。

現在の心理臨床の現場では，短期間で症状を軽減できるエビデンスに基づいた心理療法が重視されており，長期心理療法の存在意義を主張することは難しくなってきている。今回の心理療法についても，Aさんの各主症状は改善し，無事職場復帰も果たしているので，これ以上継続する必要はないと考えることもできる。

しかし，DMM-AAIの結果からは症状改善だけではなく，もう一つの課題がAさんには残されていることが示唆されている。つまり，今後，AさんはA6方略を維持したまま一人で生きて

いくことを選択するのか，それとも他者との親密な関係を持つB方略へと再構成を始めて，最終的に獲得安定型（Pearson et al., 1994）になることを目指すのか，ということである。再構成への道筋として，Aさんのアタッチメント対象となり得るパートナーに出会うことで獲得安定型へ自然に再構成する可能性もあるが，精神分析療法のような長期心理療法を受けることによって再構成の過程を進んでいくという道筋も考えられる。実際，Crittenden（2002）は「後期青年期までには，脅威に晒されてきた個人は自身の経験や，それが自分の行動にどのように影響したのかについて建設的に考えることが可能になる。彼らは安全と慰めが可能で，予測できるような別の人生の状況を持てる可能性を考えることができるのである」（p.7）と指摘しており，精神分析療法のような長期心理療法が「建設的に考える」ことの助けとなる可能性がある。その場合，三度DMM-AAIを用いて効果測定を行えば，長期の心理療法を受けることによってAさんにさらなる変化が生じていることを客観的に示せるかもしれない。

このように，DMM-AAIを効果測定に使えば，各学派の心理療法によって何が変化して，何が変化していないのかをより明確に示せるかもしれない。長期心理療法によって，短期心理療法ではなし得ないような，アタッチメント方略の変化が生じることを実証できる可能性があるという点でDMM-AAIの臨床的意義は大きい。

### 3. 援助者自身のアタッチメントの問題についての考察

最後に，Aさんの事例は，援助職に就くものにとって，援助者自身のアタッチメントの問題を解決できているかどうかが相談業務に大きな影響を及ぼすことを示唆している。Music（2011）はアタッチメントの世代間伝達研究について「親が自身の人生についてどのように考えているかが，子どもの発達にいかに影響を与えるのかを示すのである」と述べている（p.67）。もしそうであるならば，「援助者が自身の人生についてどのように考えているかが，クライエントの変化に影響を与える」とも考えられるのではないだろうか。

もちろん，これは教育分析の必要性として心理臨床の世界では既に重視されてきたことである。しかし，DMM-AAIを用いた研究は，経験的に確認されてきたその必要性に実証的根拠を提供しているように思われる。例えば，Lambruschi et al.（2008）によると，ベテラン心理療法家たちのDMM-AAIの分類の分布は，獲得安定型が30％，Bへの再構成が10％，A3-6とA+/C+が60％となっている。つまり，ベテラン心理療法家たちの半分以上が，自分の問題に無自覚なまま，患者の世話を通して，自らの未解決の問題を修復しようとしていると考えられるのである（Crittenden & Landini, 2011）。

Aさんは心理療法後に職場での相談の聴き方に変化が生じたことを報告している。筆者は他にも現場経験の長い援助職に就く大学院生の心理療法を経験したことが少なからずあるが，同様の手ごたえを感じることが多い。治療構造論という観点から見ると，大学院の講義を担当している筆者がAさんを含めたこのような大学院生の面接を担当するべきではないと考えることもできるかもしれない。

しかし，現場経験豊かな社会人が経験を積む中で自分自身の限界を感じて，半ば逃げるようにして大学院に入学してくることは稀ではない。彼らは何かに導かれるようにして大学院に入学し，講義をきっかけに筆者との心理療法を開始し，これまでは自覚していなかった自分自身の幼少期から青年期へのアタッチメントの歴史と，その職業選択（およびその困難）とのつながりを理解していく。そして一皮むけた状態

で再び厳しい現場に戻っていくのである。筆者はそのようなプロセスにセラピストとして関与できるのは，たとえそこに治療構造上の限界があるとしても，学生相談の醍醐味の一つであると考えている。そしてアタッチメント理論，特にDMMはそのようなプロセスを理解する上で非常に役立つものであると実感している。

## V. 最後に

DMM-AAIを日本の臨床現場に本格的に導入するためには，日本人の信頼できるコーダーの養成をする必要があるなど課題は多い。しかし，この小論によって日本の臨床家の間にDMMへの関心が高まることを期待している。

### 注

注1）以前，本誌に発表した2つの論文ではDynamicを「力動」と訳したが，この訳語ではDMMが精神分析理論であると誤解され易いこと，また「静的」発達観と対比するために，「動的」に変更した。

注2）DMM-AAI (B形式)とは，心理療法の効果測定に使用できるように，通常のDMM-AAIの質問項目を一部修正したものである。

### 付 記

本研究は「平成28年度科学研究費補助金 基盤研究C 研究課題 DMM-AAIの妥当性検証研究（課題番号：16K04337 研究代表者：三上謙一）の助成を受けた。

### 謝 辞

本事例の学会発表と論文執筆を許可してくださったAさんに感謝いたします。本論文は日本思春期青年期精神医学会第30回大会シンポジウム「青年期におけるアタッチメントの課題」において発表した内容に加筆修正したものである。当日司会の労をお執り頂きました北海道教育大学の平野直己先生，司会及び指定討論者の労をお執り頂きました九州大学の加藤隆弘先生，フロアから貴重なご意見をいただきました先生方に深謝いたします。またDMM-AAIについて常日頃ご指導頂いておりますPatricia Crittenden博士に感謝いたします。

### 文 献

1) Crittenden, P.M.：Transformaciones en lasrelaciones de apego en la adolescencia: Adaptación frente a necrsidad de psicoterapia. Revista de Psicoterpia, 12: 33-62, 2002. (Transformations in Attachment Relationships in Adolescence: Adaptation Versus Need for Psychotherapy. 英語版は www.patcrittenden.com から参照可)

2) Crittenden, P.M.：Raising Parents: Attachment, representation, and treatment. Second Edition. Routledge, New York, 2016.

3) Crittenden, P.M. & Landini, A.: Assessing Adult Attachment: A Dynamic-Maturational Approach to Discourse Analysis. W.W. Norton & Company, New York, 2011.

4) Lambruschi, F., Andrea, A., & Crittenden, P.M.: Minds that heal: Characteristics of therapists that promote successful psychotherapy. Plenary presentation at the biennial meeting of the International Association for the study of Attachment. Bertinoro, Italy, 2008

5) 三上謙一：「新しい」アダルト・アタッチメント・インタビュー研修会に参加して――「アタッチメントと適応の力動−成熟モデル（DMM）」とは何か．思春期青年期精神医学 24: 168-178, 2014.

6) 三上謙一：アタッチメント理論から考える現代の大学生像とその援助――アタッチメントと適応の力動−成熟モデル（DMM）からの考察．思春期青年期精神医学 25: 30-39, 2015.

7) Mikami, K.: Applying the DMM to

counselling in University: Using the DMM-AAI for Clinical Practice, paper presented at the 4th international conference of the International Association for the Study of the Attachment. Miami, USA, 2015.
8) 三上謙一:アタッチメント理論から考える保育者のサポート. 子育て支援と心理臨床 14: 48-52. 福村出版, 2017.
9) Music, G.: Nurturing Natures: Attachment and Children's Emotional, Sociocultural and Brain Development. Psychology Press, East Sussex, 2011. 鵜飼奈津子監訳:子どものこころの発達を支えるもの——アタッチメントと神経科学, そして精神分析の出会うところ. 誠信書房, 東京, 2016.
10) Pearson, J., Cohn, D., Cowan et al.: Earned and continuous-security in adult attachment: Relation to depressive-symptomatology and parenting style. Development and Psychopathology 6: 359-373, 1994.

# THE DEVELOPMENTAL PROCESS OF ADOLESCENT ATTACHMENT FROM THE VIEW POINT OF THE DYNAMIC-MATURATIONAL MODEL OF ATTACHMENT AND ADAPTATION: AN ATTEMPT TO MEASURE THE EFFECT OF PSYCHOTHERAPY BY USING THE DMM-AAI

### KENICHI MIKAMI

(Health Administration Center, Hokkaido University of Education)

**Abstract**: Dynamic-Maturational Model of Attachment and Adaptation (DMM) is a new attachment paradigm developed by Crittenden. She assumes, in DMM, more complex and diverse attachment strategies can be gradually applied to patients through the interaction between maturation and experience during the developmental process from infancy to adulthood. Above all else, the A6 strategy becomes available only after adolescence. A6 can make a patient after adolescence decide to live alone without intimate relationships with others based on his/her experience with various crises. The patient in this study was a woman in her late thirties with depressive symptoms caused by traumatic experience in her family relationships. This study aimed to measure the effect of psychotherapy on her by using DMM-AAI at the beginning and end of the treatment. The analysis results of this DMM-AAI suggested that the psychotherapy helped resolve her unsolved trauma and restored the function of A6, which failed to work properly, thereby improving her symptoms. Developmental process of attachment in adolescence and clinical implication of DMM were discussed in this paper based on the psychotherapy processes and analysis results above.

**Key Words**: *Dynamic-Maturational Model of Attachment and Adaptation (DMM), DMM-AAI, adolescent attachment, A6 (Compulsively Self-Reliant) strategy, effect research of psychotherapy*

# 複雑性PTSDと青年期アタッチメントとの関連

大江 美佐里*

**抄録**：青年期は幼少期からの養育環境の影響を引き続き受けてはいるものの，自身の友情や恋愛など，peer attachmentが重要視されてくる時期である。2018年発表予定のICD-11においては，PTSD診断とともに「complex PTSD」（CPTSD）という新しい診断名が提唱されている。CPTSDではPTSDの中核症状とともに，感情調節の困難，自分自身を価値のないものだとする信念，対人関係を維持し他者との親しく接することの困難といった三つの症状が加わっている。反復性の心的外傷体験を持つ反応性アタッチメント障害や脱抑制型対人交流障害と診断されるような児童が改善せず青年期に至った場合にCPTSD診断に該当すると考えられる。CPTSDへの心理療法については，感情調節と対処スキルに焦点をあてるような治療が効果的であるが，前提として児童期の虐待とネグレクトに関する情報提供が不可欠である。

**Key words**：複雑性PTSD，児童期の虐待とネグレクト，反応性アタッチメント障害，脱抑制型対人交流障害

## 1. はじめに

世界保健機関（World Health Organization; WHO）は2018年に国際疾病分類（International Classification of Diseases: ICD）の改訂を行う予定であるが，既に次版であるICD-11の概略は公開されている。ICD-11では従来の心的外傷後ストレス障害（Posttraumatic Stress Disorder; PTSD）診断の「双子診断」として，complex PTSD（正式な和訳は未定。以下CPTSDとする）という新たな診断名が提唱されている。CPTSDは従来Harman[6]が提唱していた「複雑性PTSD」（ここでは概念の混同を避けるためにこのように記述する）と同一の基準ではないものの，複数のトラウマ体験を持つ重篤な一群をとらえようとして生まれた診断名であるといえる。こうした重篤群ではアタッチメントの問題を抱えている患者も多いと考えられる。

不適切養育によって反応性アタッチメント障害や脱抑制型対人交流障害と診断された児童が改善しなかった場合，青年期や成人期にどのような病態に移行していくのかという問題は以前から論じられている。例えばGoodmanら[5]

---

The association between complex PTSD and attachment in adolescence

* 久留米大学医学部神経精神医学講座
〒830-0011 福岡県久留米市旭町67
Misari Oe：Department of Neuropsychiatry, Kurume University School of Medicine

———————————シンポジウム

は，境界性パーソナリティ障害を介して，あるいは介さずとも青年期以降にも引き続く被害体験によりPTSDに移行するという模式図を示している。また，Classenら[2]はアタッチメントと児童期被虐待体験との関連を検討し，Posttraumatic Personality Disorder（PTPD-D）という概念を提唱している。ここでは，慢性の児童期虐待がある場合に，アタッチメントパターンがDisorganizedの場合をPTPD-D，Organizedの場合をPTPD-Oと名付け，境界性パーソナリティ障害については，児童期虐待が少ないもので，アタッチメントパターンがDisorganizedのものを該当させればよいのでは，と提案している。

本稿では，青年期とアタッチメントに関する論考を紹介したのちに，主要なテーマである複雑性PTSDとCPTSDについて詳細に論じ，最後にこの分野に関する治療について触れる。

## 2. 青年期とアタッチメント

Bowlbyのアタッチメント理論では，養育者との相互交流といった体験により，こどもの心の中で，自身，他者，世界についての表象がイメージされると考えられており，これが「内的作業モデル」である。内的作業モデルのあり方は複数提唱されている[1]。例えばヒエラルキーモデルでは，母親（養育者）との関係が上位にあるとされるが，統合モデルでは，複数のアタッチメント関係が1つの表象になるとされる。さらに，独立モデルでは，異なる表象が独立して発達に影響するとされる。

独立モデルの例として，Howesが提唱する「アタッチメント人物」によるアタッチメントネットワーク理論[13]がある。アタッチメント人物とは，こどもに身体的・情緒的ケアを提供している人物のことで，いつも変わらずにこどものそばにいるか，不在でもどこにいていつ戻ってくるかをこどもが絶えず予測でき，期待

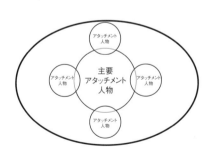
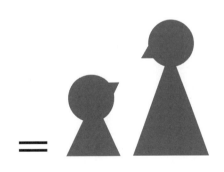

図1　Howesのアタッチメントネットワーク理論

を寄せることができる人物（存在の一貫性と連続性の提供）である。主要な養育者が主要アタッチメント人物となるわけだが，主要な人物以外でも，上記の条件を満たすものが，アタッチメント人物となりうる。そして，対人ネットワーク内の複数のアタッチメント人物の関係性の質の積算がアタッチメント関係の質を決定するというのが，アタッチメントネットワーク理論である。この場合，どれか1つの関係性のみを（過剰に）重視するよりもそれぞれを独立したものとしてみる方が，社会情動発達を最も予測するとされている（図1）。

乳児期から幼児期を経て学童期に至ると，養育者から徐々に独立し，友人関係が優位になっていき，対人関係のあり方が複雑化する（図2）。これがpeer attachmentと呼ばれるもので，特に思春期には親友や恋愛関係の重要性が増す[9]。ただし，そうはいっても養育者の影響は良くも悪くも大きい。Persikeら[10]が行った国際比較研究ではpeerと両親からのストレスと対処をみているが，アジア圏（この研究では香港と韓国）では，欧米と比較して，対人ストレス量が多く，特にpeerと比較した時の両親からかかるストレスが大きく，対処行動についても積極的に対処することができずに，内面にストレスをため込む構図になっていることが明らかとなっている。

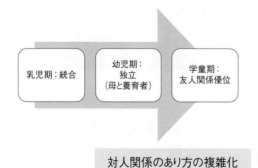

図2　思春期以降の対人関係の変化

## 3．複雑性PTSDとCPTSD

「複雑性PTSD」という用語はHermanらによって，児童期の持続する，反復するトラウマ体験によって，PTSDの中核症状（DSM-IVでは再体験症状，回避・麻痺症状，過覚醒症状）以外に，感情調節や対人関係上の問題が生じ，不安性の覚醒亢進，怒り，解離，攻撃性，社会回避等を認める病態を指し，現場では広く使われてきた用語である。しかしながら，複雑性PTSDが正式な診断基準として認められてきたことはこれまでなかった。ここでいう「複雑complex」という単語は，simpleの対語と考えられるが，1）トラウマ体験のあり方が単回ではなく，複数回で持続・反復する性質を持つ（例：児童虐待），2）症状のあり方が複雑，の2つの項目における複雑さがあると考えることができる。言い換えれば，「トラウマ体験が複雑になれば，出現する症状も複雑になる」ということであろう。これを裏付ける研究がCloitreら[3]によってなされている。ここでは582名の患者を対象とし，児童期と成人期のそれぞれにおけるトラウマ体験の数と，症状の複雑性（PTSD，感情調節，うつ，怒り，解離，対人関係問題のそれぞれのカットオフ値を超えているかどうかを測定し，複数の症状にわたるほど複雑だと計算している）に関連があることが示された。トラウマ体験の質も当然関係があることだと思われるが，少なくともトラウマ体験の数が増加することにより症状の複雑性も累積的に増すのである。

こうしたこれまでの研究成果をふまえ，ICD-11の診断基準を検討するグループでは，新たなCPTSD診断を提案している。2017年7月現在，最終版が発行されていないことから，提唱されているCPTSDの診断基準に関する文面が一定していない。そのため，本稿において

は出来事に関する記載については省略し，症状に関する概略のみを示す（詳細は大江[8]参照のこと）。CPTSDではまず，PTSDの中核症状（ICD-11では，DSM-5によらず，ほぼDSM-IVと同一の再体験症状，回避症状，過覚醒症状を採用する予定である）を満たしていることが前提となる。そして，それら3症状に加え，新たな3症状（感情調節の困難，自分自身を価値のないものだとする信念，対人関係を維持し他者との親しく接することの困難）が加わったもの，つまり6症状全てに該当する場合にCPTSDの診断がつくことになる（図3）。

こうして新たなCPTSD診断が提唱されたことをきっかけに，実際にCPTSDという診断が独立して存在しうるのかについての研究成果が蓄積されつつある。例えばCloitreら[4]は児童期に虐待を受けた女性280名を対象に，症状プロファイルを用いた潜在クラス分析を行うと，PTSD，CPTSD，低症状群，境界性パーソナリティ障害群の4群に分けられるという結果を示している。この研究ではCPTSDと境界性パーソナリティ障害群は分けられる（しかし重複は存在する）とされているが「はじめに」で示した通り児童期の反復性のトラウマ体験が原因となることも多いCPTSDと境界性パーソナリティ障害を明確に区別できるのか，特に臨床場面でどうか，という疑問は残される。筆者がCloitreの学会における返答を聞き及んだ限りでは，境界性パーソナリティ障害でみられるような自傷や不安定な自己像はCPTSDの自己像と異なっており，CPTSDの自己像は不安定なのではなく，陰性だが安定しているとの主張がなされている。さらに最近の研究[7]では，境界性パーソナリティ障害の症状とCPTSD症状をネットワーク解析という方法で検討したところ，PTSDとの関連はCPTSD症状の方が境界性パーソナリティ障害症状よりも大きいことが明らかとなっている。この分野に関してはこれからも多くの研究成果が発表され，理解が進むことが期待される。

さて，こうした新たなCPTSD患者は，どの程度の割合で存在するのだろうか。正式な診断基準が示されていないことからパイロット研究となるが，筆者の所属する久留米大学病院での診療録後方視調査[8]では，PTSD患者50名のうち，CPTSDの3症状全てを満たした患者は9名であった。PTSDとCPTSDでの比較では，重症度，薬物投与量，体験トラウマ様式に統計的有意差を認めなかった。CPTSDの3症状の中で比較すると，最も多かったのは感情調節困難で33例と過半数を超えたが，他の2症状を加えて3症状とも揃う事例は少なかった。ICD-11の提唱している基準ではPTSD＋CPTSD症状の6つが全て揃う必要があるというが，実際には一部だけを満たす患者も多い。こうした閾値下事例の割合がどの程度みられるようになるのかも今後の課題となると思われる（2017年7月現在示されているICD-11 β版では，CPTSDでのPTSD中核症状は，「経過のある時点で示されていればよい」となっており，単純な3＋3という計算では成り立たなくなってきている）。

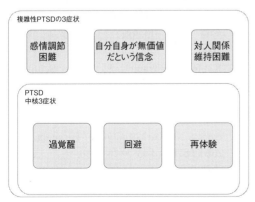

図3　PTSDの中核3症状とCPTSDの3症状

## 4. トラウマ心理治療の共通性

では，ここで示したようなCPTSDに対する心理療法についてどのように考えたらよいか，基本的な指針を最後に示す。Schnyderら[11]はエビデンスのある多くの心理療法の共通性をとりまとめた（この論文は原著者の依頼で全文を筆者が和訳している。興味がある方は以下よりダウンロード可能（2017年9月現在）http://www.tandfonline.com/doi/suppl/10.3402/ejpt.v6.28186/suppl_file/zept_a_11814810_sm0003.pdf）。それを列挙すると，1）心理教育，2）感情調節と対処スキル，3）イメージ曝露，4）認知処理，認知再構成，意味づけ，5）感情（罪悪感，恥，怒り，または悲嘆，悲哀），6）記憶処理の6項目となる。（この論文を元にして単行本[12]もまとめられている。この本は2017年9月末に筆者らの監訳で『トラウマ関連疾患心理療法ガイドブック』のタイトルで日本語訳が出版された。この本では，各心理療法での実践が記されている）。上記で示される心理療法の共通性をみると，新奇性の追求よりも，より幅広くトラウマ関連疾患への理解を深めることが重要であるように感じられる。

国際トラウマティック・ストレス学会（略称ISTSS）では，各国の委員が協力して「児童虐待およびネグレクトの成人期における影響」というパンフレットを作成し各国語に翻訳した。和訳は現在日本トラウマティック・ストレス学会のホームページ（http://www.jstss.org/topics/1148.php）よりダウンロードが可能となっている。一見地味だが，情報提供や心理教育といった基本的な知識普及は不可欠であると考える。今後筆者もこの分野の発展に少しでも寄与できればと考え臨床や研究に取り組んでいきたい。

## 文献

1) Cassidy, J. and Shaver, P.R. (eds.): Handbook of Attachment Third Edition, Gulford Press, New York, 2016.
2) Classen, C. C., Pain, C. Field, N. P. et al.: Posttraumatic Personality Disorder: A Reformulation of Complex Posttraumatic Stress Disorder and Borderline Personality Disorder. Psychiatr Clin N Am. 29: 87-112, 2006.
3) Cloitre, M., Stolbach, B. C., Herman, J. L. et al.: A Developmental Approach to Complex PTSD: Childhood and Adult Cumulative Trauma as Predictors of Symptom Complexity. J Trauma Stress 22: 399-408, 2009.
4) Cloitre, M., Garvert, D. W., Weiss, B. et al.: Distinguishing PTSD, Compolex PTSD, and Borderline Personality Disorder: a latent class analysis. Eur J Psychotraumatol 5: doi: 10.3402/ejpt.v5.25097, 2014.
5) Goodman, M., New, A., Siever, L.: Trauma, Genes, and the Neurobiology of Personality Disorders. Ann N Y Acad Sci 1032: 104-116, 2004.
6) Herman, J.L.: Trauma and Recovery: The Aftermath of Violence from Domestic Violence to Political Terrorism. Guilford Press. New York. 1992. 中井久夫訳：心的外傷と回復〈増補版〉. みすず書房，東京, 1999.
7) Knefel, M., Tran, U. S., Lueger-Schuster, B.: The Association of Posttraumatic Stress Disorder, Complex Posttraumatic Stress Disorder, and Borderline Personality Disorder from a Network Analytical Perspective. J Anxiety Disord 43: 70-78, 2016.
8) 大江美佐里：ICD-11分類におけるComplex PTSD概念について．トラウマティック・ストレス 14: 56-62, 2016.

9) Patton, G. C., Sawyer, S. M., Santelli, J. S. et al.: Our future: a Lancet Commission on Adolescent Health and Wellbeing. Lancet 387: 2423-2478, 2016.
10) Persike, M., Seiffge-Krenke, I.: Stress with Parents and Peers: How Adolescents from 18 Nations Cope with Relationship Stress. Anxiety Stress Coping 29: 38-59, 2016.
11) Schnyder, U., Ehlers, A., Elbert, T. et al.: Psychotherapies for PTSD: What Do They Have in Common? Eur J Psychotraumatol 6: 10.3402/ejpt.v6.28186, 2015.
12) Schnyder, U., Cloitre, M. (eds.): Evidence Based Treatments for Trauma-Related Psychological Disorders. Springer: A Practical Guide for Clinicians. Springer, International Publishing Switzerland, 2015.
13) 庄司純一,奥山眞紀子,久保田まり編:アタッチメント——子ども虐待・トラウマ・対象喪失・社会的養護をめぐって.明石書店,東京,2008.

# THE ASSOCIATION BETWEEN COMPLEX PTSD AND ATTACHMENT IN ADOLESCENCE

## MISARI OE

(Department of Neuropsychiatry, Kurume University School of Medicine)

**Abstract** : Adolescence is a period, which increases the importance of peer attachment, such as friendship and romantic relationship, regardless of the attachment from their original family members. In ICD-11, which will be published in 2018, a new diagnosis of "complex PTSD" is proposed. There are three symptoms aside from the core symptoms of PTSD in complex PTSD; they are Severe and pervasive problems in affect regulation, persistent beliefs about oneself as diminished, defeated or worthless, and persistent difficulties in sustaining relationships and in feeling close to others. Complex PTSD might be diagnosed in adolescence if children with repetitive traumatic experiences who were diagnosed reactive attachment disorder or disinhibited social engagement disorder. Emotional regulation and coping skills management are useful interventions for complex PTSD, however, providing information about childhood abuse and neglect is absolutely necessary.

**Key words** : *complex PTSD, childhood abuse and neglect, reactive attachment disorder, disinhibited social engagement disorder*

◆ 原 著 ◆

# 愛着障害患者治療におけるコンテイナー機能

鈴木 智美*

**抄録**：本拙論で提示する臨床素材は，愛着障害を持つ摂食障害を呈する10代後半の女性である。彼女は，生直後から乳児院に預けられ，親に引き取られることがほぼないままに生育していた。来院時，彼女は拒食状態にあり，社会適応ができず，手首自傷，強迫的に歩くといった症状を有していた。入院も含めた彼女との治療において，私は治療スタッフが彼女をコンテインしていく体制を作り，外的な事態や行動を，情緒体験や内的な動機と結びつける作業を行って，現実検討を促すようにした。その結果，彼女は内的にコンテインされ，自他の区別をつけて自己感を形成するようになっていった。

治療者が，こうした皮膚機能，コンテイナーとしての役割を担うことは，患者に安全感，安心感を与え，そこから患者自身がみずからの経験を俯瞰して思考することが可能になるのではないかとの考えを示した。

**Key words**：愛着障害，コンテイナー，皮膚機能

## Ⅰ．はじめに

アタッチメントattachmentは，心理的危機状況において，習慣的に安全感を感じている特定の対象に近づき，そこで安全感を回復し安心することを意味している。この理論は，John Bowlby[3]によって，養護施設における観察調査から見出された。その中で彼は，母性的養育の喪失が子どもの心身の発達を阻害することを明らかにした。この見解は，精神分析の対象関係論において，たとえばM. Balintの一次愛，W. R. D. Fairbairnの対象希求性，D. W. Winnicottの自我関係性，H. Guntripのパーソナルな関係といった理論と共通するものがあるとP. Fonagyは述べている[4]。J. Bowlbyは，生物学視点から対象関係理論を見直していると言える。

アタッチメントは，発達促進的なものとともに，囚われや不自由さといったものも包括された概念だが，そのネガティブな側面や剥奪から生じる病態として，解離，転換，不安性障害，抑うつ，自殺企図，非行などがあるだろう。そ

---

On the therapist's function as a container for patients with attachment disorder
* 可也病院
〒819-1314 福岡県糸島市志摩師吉1200
Tomomi Suzuki : Kaya Hospital

のひとつに摂食の問題がある。

## Ⅱ．摂食とアタッチメント

摂食は，もともと母親との授乳という交流から始まるものである。乳房は，乳児が嚙んだり強く吸い付いたりといった攻撃を受け入れつつ，よい栄養を与えるというコンテイナー機能を有している。しかし，それは乳児のニードをすべて満たすものではないことから，欲求不満をもたらすものでもある。

例えば，乳児は言いようのない恐怖に，母親のもの想いと世話がなされるとき，お腹を満たしてくれる乳首との出会いと柔らかい乳房の皮膚に包まれる体験がなされる，これは内的にコンテインされることと心地よい世話がつがった体験となり，繰り返されることによって，よい対象（安全を与えてくれる対象）の部分が取り入れられる。こうしてこころは成熟していく。母親の乳房皮膚との関係は，自分であることの確信，自己感へとつながるし，皮膚と皮膚に間隙があることは，ひきこもる能力，一人でいる能力を創り出すものとなる[1]。それにより，安全基地の感覚を持つことができるようになる。一方，乳房・乳首が与えられないとき，言いようのない恐怖が乳児を襲うため，乳児は乳房に向かって攻撃を向けることになる。このときは，M. Kleinの言う妄想‐分裂態勢[6]という投影同一化とスプリッティングという防衛機制を使っている状態にある。ここに授乳という実質的な世話，皮膚に包み込まれる体験，情緒的応答がつがうことで，攻撃を向けている乳房が同時に満足を与えてくれるものとの気づきを得ていく。

こうした良くも悪くもある授乳体験は，乳児にアンビバレントに耐える能力をもたらし，母親という全体対象が見えてきて，ここにおいて抑うつ態勢へと変化する。母親のまなざしと皮膚体験，母親の声といったものが存在することによって，自己感が形成されていくと考えられる。そこで，良好な愛着がもたらされ思考する能力が育つのである。

臨床において，私たち治療者がこうした皮膚役割・コンテイナーとして機能することは，患者に安全感，安心感を与え，そこから患者自身がみずからの状態や経験を俯瞰して思考することが可能になるのではないかと考えている。

## Ⅲ．臨床素材

〈症例概要〉

症例は，摂食障害状態を呈した10代後半の女性である。彼女は，社会適応ができず，拒食，手首自傷，不眠，強迫的に歩くといった病態を呈していた。彼女は生直後から乳児院に預けられ，親に引き取られることがほぼないままに生育していた。母親は彼女が生直後に行方知れずとなり，父親もまた社会的な問題から彼女を抱えることができなかった。彼女は，施設でも目立たず，人と話すのが苦手で，年上の子らの言いなりだったという。学校では，クラスになじめずに友達らしい友達はいなかったとのことだった。高校を卒業後，施設から自立のために単身生活を始めてまもなく上記の状態となり，施設の職員に連れられての来院であった。

〈臨床経過〉

初診時，私は，彼女の身体診察を丁寧に行った。彼女のやせ細った身体は緊張し，肩や頸は張り詰めており，手先足先は冷たく湿っていた。〈こんなに痩せちゃっていますね〉〈肩が凝っていますね。痛くはないですか〉〈冷たくなっていますね〉などと，身体に触れながら，ひとつひとつ言葉にして伝えていくようにした。ややびくついた身体反応があったが，その後には，軽くうなずいたり首を横に振ったりして，あからさまな拒否は認めなかった。幻覚や妄想とい

った陽性の精神病症状は否定していたが，緘黙かと思われるくらいに自分の意見を言うことはなく，上目づかいの目はまとわりつくような憎々しげなもので，頑なな印象であった。

　BMI15.0であったが，ほとんど食べずにおり，単身生活だったことから，入院を勧めると，意外にも，この提案には，彼女はすんなり同意した。私は，彼女の拒食の状態は中核的な摂食障害ではなく，愛着の問題をはらんだ，人との間に基本的な信頼感が持てずにいる，精神病的な恐怖が根底にある病態と見立てた。

　そこで，かかわりとしては恒常性を保つこと，担当を決めて主としてその担当が責任をもつこと，一人が抱え込むのではなく，役割分担していくことをスタッフに提示し，安心できる環境を提供するための工夫をするようにした。また，退行したときには一体感を求めてくるであろうこと，それを満たすことがよいわけではないが，その思いは汲みながらも分離していることを示していくこと，してよいことと悪いことはしっかり伝えていくことにした。日常生活上の社会的手続きは，彼女の承諾を得て担当のPSWとともに行うようにした。

　私は主治医として，朝と夕方に病室を訪れ，何も言わない彼女との時間を必ず持つようにした。彼女のベッド周りは閑散としていて，年齢に似合わない奇妙な服装をしていた。ぶかぶかのまったくサイズの合わない靴を履いて，ただただ歩き回る様子が特徴的だった。後に，自分のサイズというものを彼女が知らないでいることが判明した。髪が顔の半分を覆って表情は見えず，空虚で，じとーっとした空気を漂わせていた。かかわりの中で，次第に，ぽつぽつと，「肥りたくない」「食べるのが怖い」と表現するようになり，それに対して，〈肥りたくないのはどうしてだろうね〉〈歩き回るしか方法がないのでしょうね〉と，私は彼女の思いや行動の内的な動機を少しずつ扱うように介入を進めた。

そして，頃合いを見計らって〈自分のこころにどんな思いがつまっているのか見てみませんか〉と伝えた。

　そのとき行ったバウムテストでは，枠のない状態では，丸型の樹冠と枝や根が尖って絵が描かれ，内部は空白であった。枠のある状態では，空白の幹の上部に多数の葉が埋め尽くすように描かれていた。不安定さや自信のなさ，強迫性があるであろうこと，攻撃性を内包している可能性があると考えた。みずからの気持ちを考えたり空想したりすることは困難と思い，私は，媒介物を介して，安心できる対象との触れ合いと自由で保護された場の提供を目的とした心理療法を設定した。そこでは，本人が感じているものを丁寧に問う工夫が必要であることを心理士との間で共有して，面接に臨んでもらうようにした。担当のPSWが男性であることから，心理の担当はお姉さん世代の心理士に依頼した。また，受け持ち看護師には，母親的に，日常生活上のかかわりを依頼した。顔はニキビだらけだったし，髪はべたついていて，入浴は浴びるだけといった状態だったので，顔や髪，身体の洗い方や，歯の磨き方，洗濯の仕方，髪をとかすことといったことをひとつひとつ侵入的にならないよう配慮して行ってもらうようにした。作業療法では，内的な怒りをよい形で表出し，手のひらに弾力と湿度感などで皮膚を刺激する作業として，陶芸を提案した。ただ結果的には，彼女の不器用さのために継続できず，園芸や塗り絵といったものが提供された。

　強迫的に歩くあり方には変化はみられなかったが，こうしたかかわりのなかで，食事の摂取は良好なものになっていった。しかし，身体的な不調の訴えが増え，私の姿を見ると気配なく近づいてきて，他患と話しているときにも私の後ろにペッタっとくっつき，じっとしている具合になった。〈そうして後ろにこられると，びっくりするし，他の方とお話ししているので，

―――――――――――――――――――――――――― シンポジウム

伺いますので，ご自分の部屋で待っていてくれますか〉〈声をかけてくださるといいですね〉と具体的に介入し，〈不安なのでしょうね〉とその思いを扱いながら，対象との距離感を持てるような工夫を伝えていった。他患との交流はないように見えていたが，他患が自動販売機で購入している後ろにじっと立って見ているというやり方で，おごってもらっていることがわかったり，過食状態にある患者に「よく食べますね」と唐突に話しかけたりといった接近の仕方をしていた。そうした人との交流の仕方について話し合いを重ねた。

入院して半年を過ぎたころ，経済的理由から福祉医療費を受給する手続きを進める必要が出てきた。彼女は頑なに拒否をしていたが，〈このまま退院しても生活が成り立たないし，苦しいあなたの気持ちはちっともよくなっていないのではないでしょうか〉〈あなたの辛さを私たちも抱えられるように，もう少し入院の時間が必要に思います〉と伝えた。この頃から，看護師からの介入には被害的となっていった。心理面接では退室しぶりが見られ，過呼吸が生じるようになった。そして，心理士が休みを伝えたのをきっかけに「どうせわからないでしょ！」と面接室の机をひっくり返し，本棚の本を次々と投げつける事態が生じた。私は〈暴力的になってもあなたの苦しみは解決しないでしょう？ そうした行為は，心理面接自体を壊すことになってしまう。あなたのきつさを理解したいと思っているのに，暴力では，理解できなくなってしまう。ちゃんと言葉で伝えることが必要〉と介入した。彼女は，じっとこうべを垂れたままだったが，翌回には心理士に謝った後，「きつい」「わかってほしい」と連呼し，「時間と言われると見捨てられる」と話したとのことだった。私は，心理士の不在にも，福祉医療費を受給することにも，放り出される恐怖と，ひどく情けなく悔しい思いがあるのだろうと介入

し，福祉受給は一時的なもので，健康を取り戻せば返上できるものであることを幾度となく伝えた。「誰ともつながっていない」「孤独」と言い，「愛情が欲しい」「自分のことがわからない，根本がわからない」と私にも訴えるのだった。

入院後1年が過ぎるころのバウムテストでは，枠なしの樹には，落ち葉が描かれ，抑うつ感や不快感が現れているようだった。枠ありのほうには，リンゴの実が描かれ，表現の仕方は幼いものの，情緒的なものを求めているのではないかと思われた。枝は閉じたままで，根の鋭さには変化は認めなかった。言葉の稚拙さを考慮し，WAISを施行したが，軽度の知的障害に該当し，言語性と動作性に有意な差を認めた。ただ，太陽が昇るのは「西」であるのに，「孔子」「清少納言」を正解するといったアンバランスさがあり，基本的な知識のなさが見てとれた。このことから，環境要因が知的な発達の制止をもたらしている可能性があるのではないかと考えられた。できるだけ平易な言葉を使うようにし，「きつい」「苦しい」としか表現しないのに対して，どこがどうきついのか，どんなふうに苦しいのかと，予測する答えを伝えながら，感じていることを具体的に言葉にするように介入していった。すると，少しずつではあったが，苦虫を噛みつぶしたような表情から，にこっと笑うようになっていった。

福祉医療費の関係で退院が迫られることとなったのを機に，作業療法では，生活上必要な料理や生活技能に関する活動を行うようにした。包丁の使い方は稚拙で，味噌汁を作ることができず，卵を割ることもうまくできず，豆腐の扱いができない状態であったが，生春巻きを作ることにこだわりを見せるといった具合であった。生春巻きには，施設でのよい思い出があるようだったが，実際に失敗を重ねる中で，基本的なことからやっていくのがよいのだと伝えた。私の後ろに黙ってピタッとくっつく様子には変化

がなく，〈びっくりした！　声をかけてくれると有難いけど!?〉とジョイフルに反応しながら，傍にいたい思いを明確にしつつ，現実的なこれまで同様の介入を続けた。BMI18で退院することになったが，退院に際しては，彼女も同席しての退院支援委員会を数回行い，障害福祉相談支援センターや作業所を利用するよう手筈を整えた。ただ，彼女は訪問看護やヘルパー利用は頑なに拒否をした。

　退院後には，独居の寂しさや何もすることがないとの訴えが続いた。担当していた心理士が退職したこともあり，週に1回の診察だけでは，気持ちを語ることは難しく，日に何度か電話をかけてきていた。私からは，作業所の通所日を増やすことやデイケア通所を提案したが，彼女は拒否し続けた。そうした中，地域活動支援センターにおいて，男性メンバーに不用意に接近し，性的接触を受ける結果となった。人との距離がつかめないようであり，私は半ば憤りとがっかりした思いの中で，男性に不用意に近づくことがどういうことになるのかを，真剣な眼差しで伝えた。診察では，めまいや動悸の訴えが再三になり，入院希望がなされた。不安や寂しさがあることを明確化し，それでも一人暮らしができていること，作業所では挨拶や他利用者と話すことができていることをポジティブに評価し伝えていた。

　ところが，退院4カ月後，車との接触事故が起きた。彼女の飛び出しによるものだった。救急搬送先で「X病院に入院している」「家族はいない」と言い，後遺症の確認のための入院も，外傷の継続加療も拒否して帰宅したが，翌々日には，片眼が充血した状態で作業所に行き，頭痛と腰痛を訴えて当院への入院を希望したのだった。

　私は辟易した思いとなった反面，それしか方法がなかった悲しみを味わわされた。「入院したかった」との彼女の言葉に，一人で生活することがとても寂しく不安だったのであろうことを伝え，飛び出し行為は危険であると叱る口調で介入した。そして〈事故に遭ったら，ここに入院させてもらえると思ったのですね。それほどきつかったということなのでしょうね〉と伝えると，黙ってうなずいていた。そうではあっても，していいことと悪いことがあること，無理やり自分の想いをこうした形で押し付けることは，逆に思いが伝わらなくなってしまうことだと話した。

　入院後には，常同行為と解離，けいれん発作を認めるようになった。脳波上は，著明な外傷性の波はなく，不安な事態が生じると手の震えが生じ，「けいれんが起こった」と訴えてくるなど，ヒステリカルな一面が見うけられ，身体的ケアを求めることが増えた。看護スタッフは身体ケアを主に行い，私は訴えの都度，身体診察と同時にそのときの感情を尋ね，訴えの背後にある意味を言葉にしていく作業を重ねた。一方で，PSWは一人暮らしの振り返りをしつつ，必要なサポートの見直しを彼女とともに行っていった。ひとりでできそうな社会的手続きは，下準備をしたうえで，ひとりで行ってもらうなど，より彼女自身に責任を持ってもらうように動いた。作業所，訪問看護，ヘルパー，障がい者相談支援センターと連携した環境調整をし，8カ月かかってようやく退院にこぎつけたのだった。

　しかし，退院直後は，訪問スタッフやヘルパーとのトラブルが続出し，対応について連絡したり，ケア会議を開いたりせざるをえなかった。そこでは，彼女が援助者を試し行為で振り回していることにどう対応するのかが話題になった。彼女には，人との間で安心感が持てないことや自分をしっかり見てほしいという想いがあることへの理解を関係者に求めた。その上で，彼女なりに試行錯誤しながら関係を修復する試みをしている様子には，評価するようにした。

止まっていた生理が再開し，生理の意味やその煩わしさを話し合う時間を持ったが，この頃から，奇妙な化粧をし，強い香水をまとい，じゃらじゃらとアクセサリーをつけ，衣服も派手でアンバランスなものを着てくるようになった。強い香水には大変悩まされた。日に数回，電話連絡をしてくることは続いていたが，次第に，私が電話に出られなくても，持ちこたえることが可能となっていった。診察時には，作業所からの情報を伝ええるときに，ポジティブな評価と注意とを8対2の比率で行うようにし，加えて，持ち込んでくる行為や状態についての意味を一緒に考える作業をした。顔をくしゃくしゃにして涙を流し，ズルズルと鼻水を垂らす場面が増えた。ただ，待合室では一人じっとうつむいていた以前と違い，入院時に知り合った少し年上の同性と話している場面が見られるようになった。また，訪問看護では，適切な化粧の仕方や香水の付け方，TPOに合わせる必要を指導してもらうことで，次第に歳相応の身なりをするようになっていった。作業所や入院中に知り合った同性との交流がなされ，ひとりで映画を観に行くといった余暇の使い方もできるようになった。

この時点でとったバウムテストでは，枠なしでは，リンゴの実がなる樹の周りには桜の花びらが舞っており，根は尖っている。枠ありのほうでは，リンゴはなってはいるが，実が落ち，「雨で腐ってしまう」と表現され，根っこは「腐った葉っぱの泥土」で覆われている。枝は開かれているが，樹冠と葉が離れている。

彼女は，自分が生きていてよいのか，何のために生まれてきたのか，どうしようもない親から生まれた自分には価値がないのではないかと，実存的な悩みを語るようになった。私は，黙ってその思いを聴いて，それでも生きていくしかない悲しみに触れるように介入していった。

## IV．若干の考察

本症例の場合，生育した施設でのかかわりでは，特定のアタッチメント対象が存在しなかった可能性があるが，それでも施設という安全な場所が確保されている限りにおいては，彼女なりの防衛手段を講じて適応していたと考えられる。そして，その文字通りの安全基地という場を失ったときに，病的状態を呈したと考えられる。それは，心理的には，青年期にアタッチメントの問題が浮上するのと同様であろう。彼女の場合，拒食という病像は，愛情の欠如を表現していた可能性があると思われる。彼女の自己感は育っておらず，内的には迫害感に満ちた妄想-分裂態勢にあったことが考えられる。アタッチメント・スタイルでいえば，恐れ型ととらわれ型が併存している二重型[5]に相当するかもしれない。

私は主治医として，彼女を病院スタッフがコンテインしていけるような体制を作ることを試みた。そして，外的な事態や彼女の行動を情緒体験や内的な動機と結びつける作業を行い，現実検討を促すことをし，真摯に彼女に向き合う姿勢を心がけた。D. W. Winnicottは，「逆転移の中の憎しみ」[7]という論文で，非行少年に対して，その行為によって対象に生じてくる感情を伝えること，それについていつでも話し合うことができることの必要性について述べている。このアプローチは，私が皮膚機能と考えるものと同様である。皮膚機能は，皮膚の温度，湿り，皺，匂いによって包みこまれる一体の体験をもたらし，同時に自他の境界を示すことが出来，安全基地感覚を育むことにつながると思われる。これにより，彼女は，内的にコンテインされ，自他の区別をつけて，自己感を形成するようになっていったのだと思う。もちろん，車との接触事故を起こしたのは，私が彼女の孤独

感や依存感情を拾い損ねた結果であろう．1回目の退院時に，訪問看護やヘルパーを拒否したのは，彼女に侵入恐怖があったゆえだろうが，彼女の行動に辟易しつつも，私が放り出さずに，彼女の中で何が起きているのかを考える姿勢を保つことで，彼女が私やスタッフをアタッチメント対象として捉えることができるようになっていったと考えられる．そして，治療的介入に安心を得るに従い，彼女自身の攻撃性を覆って抑うつ態勢に進んでいったのだろう．その結果が，自己について考える姿勢をもたらした．

一方で彼女の中には，いまだ妄想-分裂態勢のこころの状態が存在しており，それは，被害感にさいなまれる様子や幼児のように泣くさま，そしてバウムテストの枠ありの「樹幹と葉が離れている図」に見てとれる．誰しも精神病部分と非精神病部分[2]を持ち合わせていると考えられるが，非精神病部分，すなわち抑うつ態勢のこころをより多く育んでいくには，治療スタッフが安定したアタッチメント対象として継続的に存在することが肝要なのだろう．

アタッチメントは，幼少期の母親対象との関係性のみでなく，生涯にわたって人のこころに作動し，その対象との関係性は変化していくと言われている[5]．本症例において，私たちが彼女の良好なアタッチメント対象として機能し，彼女が抑うつ態勢へと動いて思考できる部分が育つことは，彼女が自己感を持って生きていく一助となると考えている．

## V．おわりに

母性的養育が欠如した拒食状態の思春期女性との治療経過を提示した．その治療において，治療者の皮膚役割・コンテイナーとして機能したことが，彼女がアタッチメント対象を見出し，自己感の存在について思考することに寄与したことを検討した．

### 文　献

1) Anzieu, D.: Le Moi-peau, Bordas, Paris, 1985. 福田素子訳：皮膚-自我．言叢社，東京，1993.
2) Bion, W.: Differentiation of the psychotic from non-psychotic personalities. International Journal of Psychoanalysis 38: 266-275, 1957. 義村勝訳：精神病人格と非精神病人格の識別．松木邦裕監訳：メラニー・クライン トゥデイ①．岩崎学術出版社，東京，1993.
3) Bowlby, J.: The Making & Breaking of Affectional Bonds. Tavistock Publications Limited, London, 1979. 作田勉監訳：ボウルビイ母子関係入門．星和書店，東京，1981.
4) Fonagy,P.: Attachment Theory and Psychoanalysis. Cathy Miller Foreign Right Agency, London, 2001. 遠藤利彦，北山修監訳：愛着理論と精神分析．誠信書房，東京，2008.
5) 林もも子：思春期とアタッチメント．みすず書房，東京，2010.
6) Klein, M: Notes on some schizoid mechanisms. Int. The Writings of Melanie Klein, Vol. 3. Hogath Press, London, 1946. 狩野力八郎，渡辺明子，相田信男訳：分裂的機制についての覚書．メラニー・クライン著作集4．誠信書房，1985.
7) Winnicott, D. W.: Hate in the counter-transference. In, Collected Papers: Through Paediatrics to Psycho-Analysis. Tavistock, London, 1958. 中村留貴子訳：逆転移のなかの憎しみ．北山修監訳：児童分析から精神分析へ――ウィニコット臨床論文集Ⅱ．岩崎学術出版社，1990.

# ON THE THERAPIST'S FUNCTIONS AS A CONTAINER FOR PATIENTS WITH ATTACHMENT DISORDER

TOMOMI SUZUKI

(Kaya Hospital)

**Abstract**: The patient cited in this paper is a late-teen girl with attachment and eating disorders. She was left in an infant home right after birth and grown up in an orphanage with little opportunity to be taken under her parents' care. At the first visit, she had anorexia, difficulty with social adjustment, self-injurious (wrist cutting) and compulsive (walking around) behaviors. I created a scheme where the therapist gradually contained her through the treatment including hospitalization. Specifically, the therapist made her associate external situation and affair with emotional experience and internal incentive, thereby encouraging realty testing. As a result, she was internally contained and acquired self-other distinction and sense of self eventually. This case showed that the therapist, who undertook a kind of skin function or a role as a container, gave the patient a sense of safety and security, thereby making her think about her experience from a bird's-eye viewpoint.

**Keywords**: *attachment disorder, container, skin function*

# 討論記録

<br>

司会　加藤　隆弘＊
　　　平野　直己＊＊

指定討論　加藤　隆弘

**司会（平野）**　みなさん，こんにちは。北海道教育大学の平野と申します。「青年期におけるアタッチメントの課題」というタイトルで150分間のシンポジウムを予定しています。まず最初に，いっしょに司会をされます加藤先生からご挨拶とちょっとした方向性のお話をしていただきたいと思います。よろしくお願いします。

**司会（加藤）**　九州大学の加藤です。よろしくお願いします。このシンポジウムは大会長の黒木先生が全面的な構成をつくられまして，さまざまな領域の専門の先生がアタッチメントに関する取り組みを紹介し，現在のそして今後のアタッチメントに関する課題についてディスカッションできる場になればと思っております。今日のシンポジウムが明日のワークショップにも繋がればと思っております。みなさん，どうぞよろしくお願いいたします。

**司会（平野）**　それでは少しだけシンポジウムの進め方についてご紹介させてもらおうと思います。3人の演者の先生に，まず最初に30分ずつお話いただきます。最初に北海道教育大学の三上先生，続いて久留米大学医学部神経精神医学講座の大江先生，最後に可也病院の鈴木先生の順番で発表していただきます。30分ずつお話いただいた後，指定討論者でもある加藤先生から，コメントをいただいたところで休憩がはいって，その後に全体討論できればと思っています。

それではさっそくシンポジストの方のご発表に入りたいと思います。最初に北海道教育大学保健管理センターの三上先生にお願いしたいと思います。それではよろしくお願いいたします。

　　［三上先生の発表］
　　［大江先生の発表］
　　［鈴木先生の発表］

**司会（平野）**　それでは指定討論ということで，加藤先生にご発表いただこうと思います。今もずっと横でいろいろと（パソコンを）パチパチパチっとされていて，いま思い浮かんだことをまとめておられるようですがご準備は大丈夫ですか？　それではよろしくお願いします。

**加藤**　指定討論をさせていただきます加藤です。三上先生のご発表に際してですが，今回私は初めてこのアタッチメントにおける新しい評価法を知り，この評価法，画期的なものだと思いま

---

＊　九州大学大学院医学研究院
　　〒812-8582　福岡市東区馬出3-1-1
　　Takahiro Kato：Graduate School of Medical Sciences, Kyushu University
＊＊北海道教育大学
　　〒002-8501　北海道札幌市北区あいの里5条3丁目1-3
　　Naoki Hirano：Hokkaido University of Education

―――――――――――――――――――――――――――――― シンポジウム

した。私は精神分析を専攻している者ですけど，精神分析はいつもエビデンスがないと批判される。それはなぜかと言いますと，ひとつにはその効果をきちんと評価できないということにあります。たとえば抑うつ評価スケールそんなものだけでは計り得ない効果的なことが，精神分析ではなされているんですけど，それをこうした新しいツールを使うことで実証できるのではないかという期待を持ちました。ですので，このツールが米国などではどういう場面で使われているのか教えていただきたいと思いました。さらにこのツールによってアタッチメントが定量化できるのであれば，より強固なエビデンス構築につながるのではないかと。よくわからなかったのは，子どもと大人のアタッチメントの違いといいますか，先生は大人のアタッチメントとおっしゃっていましたけど，スペクトラムともおっしゃっていたので，そのあたりをもう少し知りたいと思いました。あと，先生はアメリカでトレーニングを受けてこられたということですが，さきほど午前中に黒木先生から土居先生の甘えに関するお話がありました。甘えはアタッチメントの課題そのものなんですけど，アメリカにおけるアタッチメント，つまり，アメリカ人には「土居先生のいうところの甘え」が本当にあるのかないのかとの議論がずっとなされていましたけど，そういう点において，この尺度が文化差をとらえるうえでも使えるのではないかと思いました。ご呈示された事例は23回のブリーフセラピーで，その限られた回数のなかで，非常に多くの効果が得られたのではないかと思いました。先生のご発言の中で，もともとの方略から獲得安定型へシフトするという話がありまして，そのなかで，機能不全のA6の修復ということをおっしゃっていましたけれども，なぜこれが得られたのかという点に関して，もう少し知りたいと思いました。あらかじめ，こうしたスコアが改善するように焦点づけてアプローチしたのか，この点も知りたいと思いました。最後は援助者自身のアタッチメント特性というテーマでしたが，私自身も実際にこのツールで評価してほしいなあと正直思いました。私はちょっとパソロジカルなので，ちょっとまずい結果になるかなとか。ここにおられる方はみなさん援助者ですので，多少おもしろい特性が出るのではないかと思いました。

　大江先生のご発表ですが，複雑性PTSD，コンプレックスPTSD，これとトラウマ，アタッチメントとをつなげるという非常にむずかしいテーマに関して，非常に上手にまとめてくださったと思います。おもしろかったのは，同じ本の表紙でも発行年であれだけ違うのだ！という点ですね。10年くらい前の表紙では父・母・子の関係性におけるアタッチメントが焦点づけられていましたけど，最新の表紙では，4人の人物が並んでいて，それが親子なのか同胞なのか，全くよくわからなかったですね。これこそが今の時代のアタッチメントの課題なのかなあと。戻りますが，さきほど三上先生が紹介されたDMM-AAIという項目ですが，私はこの項目がアタッチメント自体を評価しているのかどうか，正直よくわからなかったです。アタッチメントの多様化といいますと，なにか通じるのかなあという気がしました。あと，あの表紙の人物には治療者も入るんだろうなあということを感じました。あと，先生が紹介されたLancetの論文，現代の青年期の人々の社会とのかかわり度合いに関するデータだったんですが，あの図をよく見るとメディアの影響というのが，非常に大きくなっていましたね。先生はお触れになりませんでしたけど，人との接触よりネットとかメディアにアタッチすることが現代社会においてアタッチメント障害がハイライトされる背後にあるのではないかと思いました。先生の調査研究の成果ともうすぐ発行されます書籍，私もぜひ読んでみたいと思います。こうした成

果を元にしてアタッチメント機能障害のエビデンスベースド・セラピーの発展につなげていけたらいいなあと思いました。

　鈴木先生のご発表に関してですが，私はこれまで精神分析学会のシンポジウム等で精神分析治療，つまり個人セラピーのご発表しか聞いたことがなかったので，今回は非常に新鮮でした，鈴木先生は実はすごいマネージャーでもあったんだということを知ることが出来まして，改めて敬服した次第です。今回の事例は，母性的養育の欠如による重篤な愛着障害でしたが，この方ずっと施設におられたんですけど，どういう施設でどうやって養育されたのかが，気になりました。非常に痩せられた患者さんの身体診察を先生が丁寧にされたこと，そして皮膚を使った作業療法が愛着の再獲得において重要だったと思います。これは西園先生が以前からおっしゃっておられる皮膚自我の獲得という点で重要であったのだろうと思いました。われわれ人間が愛着をもって生きるうえでこうした皮膚接触というのは非常に重要だというところにもつながっているのかと思いました。ただ，その皮膚接触が始まると，今度はその患者さんがくっついてまわったり，退室渋りがあったりと，非常にやっかいになってくるということは，われわれの実臨床においてもよくあることで，これをどう抱えるかということがまた非常に難しいことだなあと改めて思いました。ここで先生が提示された事例は，さきほどの松木先生のご講演にも通じますけど，この方おそらく施設にいる間，まったくの自閉という状態に引きこもっていたのではないかと思いました。しかし先生との治療が始まることで，皮膚への働きかけなどを通じて，自閉ポジションから移行してPSポジションができるようになって，言語的介入を交えてコンテインされる体験というのがいまここで治療的に起こっているのではないかと，それが抑うつポジションへと向かっていくのではないかと。そこでの先生の工夫というのが垣間見えて非常に興味深かったです。たとえば，「ああ，びっくりした」とかいう先生のご発言，これは逆転移を上手に活かしているといいますか。こういうことを治療者が言わないと，われわれ治療者は抱えすぎてしまうわけでして……つまり叱りつつ抱えるという，これは非常にむずかしいと思いますが，こういう介入を私もいずれできるようになりたいと思いました。この治療によって，ぶつかることを避けて自閉的に情緒的にひきこもっていた方が，事故にはあってしまいましたけど，生き生きとした生き方ができるようになったというケースだったと思います。

　最後にアタッチメント（attach-ment）の語源について。普通の意味は「とりつける」とか「くっつける」ですよね，私はアタック（attack）と語源的に関係あるのではないかとふと思ったんです。実際は何を調べても共通点が出てこなくて関係ないみたいです。なんにも出てこないです，残念ながら。私は昔，日本語臨床研究会というところで，「接する」の「接」について論じたことがあります。「親切」と「親切り（おやぎり）」に関して，なんで「親切」を「おやぎり」と書くのかということがある事例で話題になって，この「親切」の「切」について調べたんです，実は「切」には「切る」以外に「タッチ（接する）」の意味があったんです。アタッチメントを考えるうえで，アタッチとアタックはまったく関係ないんですけど，「接する」というのは「切ること」にも通じる。ここが大事なんじゃないかと思うんです。明日のワークショップで安全基地がおそらく議論されると思うんですけど，日本における「安全」というのは，too muchな気がしていまして，絶対的満足を与えるような場所を提供するというのが本当の安全なのか？　安全基地なのか？　と思うわけです。さきほど鈴木先生のご発表を聞いて

いて，ほどほどの安全基地といいますか，治療者は患者に皮肉を言う，そうした関係性のなかでこそ愛着がうまくこなされていくのではないかということを考えました。あまり討論になっていませんが，以上です。

**司会（平野）** ありがとうございました。加藤先生の味わいのあるコメントでした。ニヤニヤしている皆さんの様子が見えてきて，本当に楽しかったです。それでは今から10分間休憩ということにしたいと思います。しばしの間休憩を入れたいと思います。よろしくお願いします。

## ディスカッション

**司会（平野）** それでは討論の時間にしたいと思います。まず最初に，加藤先生からいただいた指定討論について，ひとことずつお返事いただいて，その後フロアーにまわしてディスカッションということにします。30分ほどしかないので積極的にコメントいただければと思います。それでは三上先生からよろしくお願いします。

**三上** 司会者の方から，できるだけ短めに答えるようにと言われておりますので，シンプルに答えたいと思いますけれども，どのような目的でたとえばアメリカで使われているかというご質問ですけれども，たとえば虐待をしているお母さんと子どもを会わせていいのか，養育を任せていいのか，というようなことを評価する時に，このアタッチメントをAAIをみることで，たとえばあまりにも激しいトラウマがたくさんあるようだったら，とっても任せられないです。あるいは今後どのように援助していくのかという文脈でAAIを参考にするということでも使われているようです。それから定量化が可能かということですけれども，たとえばいろんな臨床研究が行なわれていて，Ainsworthの基礎的なあのモデルですと，一番上のほうにある基礎的なABC分類と，下のほうのDMM独自の分類で分けて考えると，臨床群のほうが明らかにDMM分類が多い，健常群はAinsworthの分類（B1-5, A1-2, C1-2）が多いというかたちで，はっきりと鑑別ができるということがわかっています。ですからアタッチメント方略の変化に関しても，トラウマの数がどれだけ減ったかとか，そういった分類がDMMの分類がAinsworthの基礎的な分類に移行したかというかたちで，ある程度示すことが可能ではないかと。それから子どもと大人のアタッチメントの相違点ということですけれども，一般論としていいますと，子どものアタッチメントは行動として親にくっつくというかたちで，まさに観察できるんですけれども，年齢があがっていくにしたがって，表象になる。つまり心のなかに取り入れられていくので，行動では観察しにくくなっていく。ですから，AAIのように言語で過去から現在にわたるアタッチメントの記憶を取り出して，それを言語レベルで評価するという評定法がつくられてきたという歴史があります。日米のアタッチメントの文化差についてのご質問ですけれども，これはけっこう文化によって分布が違うんです。たとえばドイツですと，回避型の人がけっこう多いとか，ロシアでとったデータによると，ちょっとこれは文献を読んでなくて，聞いただけなんですけれども，A/Cという独特のDMM分類で，AとCを交替で使用する分類があるんです。それが非常に多い。それはどうしてかというと，ロシアはやはりこれまでにいろいろと国内でいろいろな危機を経験してきているわけです。そういう危機をたくさん経験してきた国民にとっては，AとCを場面によって使い分ける攻略法が出てくるのではないかというような分析をしていました。そういったかたちで，分類の分布は文化によって異なるけれども，このアセスメントを使うことは可能なんだというふうに言われています。それからA6が修復

されたとはどういうことかということですけれども，要するにA1よりA6のほうが，いいとかいう考え方はなくて，よくアタッチメントで安定型と不安定型と大きく分けるとありますけれども，不安定型は別に病気ではないんです。不安定型は回避型であれ，アンビバレント型であれ，それはそれぞれの親に対して適応的だから発達させたというだけなんです。でも他の文脈，他の対人関係では，もしかしたらうまくいかなくなるというだけであって，実際に専門家のなかにも，たとえばA3の強迫的世話，A6の強迫的自立だったとしても，ちゃんと機能している人はたくさんいるけれども，ちょっとストレスに弱い。今回の心理療法で，一時的に崩れるというか，トラウマでずっとうまくいってなかったのが，修復してまた適応できるようになったということを，A6の修復というふうに表現しています。事前に結果を焦点づけたかということですけれども，今回の分析に関しては，ああいった分析では最後に，Crittenden先生にお願いしていて，事前に分類のほうは私のほうでやっていなくて，面接のなかではAAIで話した内容を面接のなかでつなげて理解を深めるというかたちの使い方をしています。実際にAAIは評価をするだけではなくて，AAIを受けることによってクライエントがその洞察を深めていける点もあるんです。それはクライエントによっては，それは逆効果になる可能性がないとは言えないですけれども，AAIというのは，順番にたとえば家族はどういうメンバーがいたかとか，どこに住んでいたかという浅い質問から入って，徐々に親と離れたとか，拒絶された経験という深い経験に入っていって，そして最後に現実的な問題に戻ってくるというかたちで，非常に構造化された質問になっています。その質問を答えていくこと自体が，クライエントの洞察を深めるという役割もおそらくあって，そういったところでも生かしたいと思ったのが今回の

動機でした。それからDMM-AAIはアタッチメントを評価しているのかどうかということですけど，これは確かに見方によってはアタッチメント以外のものに拡大しているのではないかというふうに考える方もいらっしゃるかもしれませんけれども，おそらくBowlbyが考えたアタッチメントというのは，分離と喪失という危機に対するものに対して理論化していた。それに対して，このCrittenden先生は，もともとは虐待を受けた子どもに対する教育とかそのお母さんに対する教育みたいなことをしていた，学校の先生だったんです。学校の先生だったんですけど，あなたはアタッチメントを勉強したほうがいいみたいなことを言われて，それから博士課程に入ってAinsworthの教えを受けたという，そういう経歴があって，初期の頃はアタッチメント研究と虐待の経験をどう結びつけていいのかわからなかったというふうにおっしゃっていた。でもそれが研究を続けていくなかで，アタッチメントというのは危機に対する適応であって，虐待も危機だと，そういうふうに考えればいいんだというかたちで，DMMを発展させていったということをおっしゃっていたので，もしちょっと違和感があるとすれば，扱っている危機の内容がやはり広いので，そういった意味で，ちょっと従来のものと違うという印象をもたれる方もいらっしゃるかもしれない。ちなみに少なくともAAIのレベルでは，AAIの逐語記録でA7とかA8とか，そういう高度な分類についても，実際に分類することは可能ですが，トレーニングでもいろいろあります。そんなところです。

**司会（平野）** それでは大江先生，お願いします。

**大江** 加藤先生からコメントをいただいた部分で，一生懸命考えているんですけれども，メディアの真似とか，そういったものは，青年期には確かにあったと思います。昔ポケベルでは数

字で文章を次々と打ったりする時代があったと思うんですけど，ポケベルの暗号みたいな，あれもメディアといえばメディアなんですけれども，そういったものへのリア充（現実重視）ではなく，そちらのメディアのほうに向くのは昔からあったでしょう。でもLancetでの図を見ると，その後メディアへの関心はしぼんでいって，リア充になるはずというのがあるんですけれども，それが病的なのか健康的なものとしてとらえていいものかというのは，たとえば嗜癖の問題，そういったところにもつながってくるのですが，私はそのへんの知識は不十分で一生懸命休み時間に考えても，ちょっとうまく帰着しないというところでした。今度出る本（シュニーダー，クロワトル著『トラウマ関連疾患心理療法ガイドブック』誠信書房より2017年9月刊行）のことなんですけれども，あれは成人期のことが主です。思春期のものも章としては入っているんですけれども，その後，児童思春期に関しては別の本にしようということで，別の本として一冊出ています。私たちは最初の本を主には成人むけの本として訳したところで，次の本が出るのか出ないのか，訳すのかどうするのかというのは，わかってないんですけれども，おそらくその児童思春期版のほうには，若干そういったアタッチメントの議論というのも入っているかもしれませんが，私もその本をまだ読んでいません。コメントを受けてということではないのですが，安全について一言加えます。トラウマ臨床のなかでの安全というのは，やはり本当に実世界の安全ということがメインなのかと思います。DVの場合ですとDVを受け続けていて，逃げるに逃げられてないんだけれども，ちょっと今日だけちょっと3時間，時間があったから初診で来ました。あとはずっと囚われの身で，治療をお願いしますと言われてしまうと，なかなか，そのような安全じゃない状況では，とても治療ということではむずかし

いのが現実です。

**司会（平野）** ありがとうございました。それでは鈴木先生，お願いします。

**鈴木** まず加藤先生からいただいた課題は，まずは精神分析家であることとマネージャーであることが，どんなふうに関係しているかということなんですけれども，私自身は精神分析のなかで，患者クライエントが内的に何を感じているのか，どんな情緒を抱えているのか，どんな空想を持っているのかというのを教えていただいているわけです。私自身，いろいろゆり動かされながら体験しているわけです。そうしたことが，実際の医療の場で，入院治療，外来治療の場で，患者さんがどんなふうに感じているか，何を求めているかというのを知ることにつながっているように思うので，それを準備することができるのではないかというふうに思っています。この患者さんの施設というのは，一般的な施設ですが，集団で男女別々の棟があって，そこで集団で全部みているというような施設でしたけれども，私がしたアプローチというのは，コンテインであるとか，皮膚機能であるとかいう名前をつけてはいますけど，普通のお母さんが普通にしていることだろうというふうに私は思っているんです。普通に養育していることだろうと思います。そういう普通にできることをわれわれ援助者がやるという時に，やはりなんらかのツールが必要なのかというふうに思っていて，それを今日はこういうかたちでお示ししたということです。後は患者さんが退行状態の時に非常に困るということを，加藤先生はおっしゃったんですけれども，そこで求めている何かがあるからこそ今退行状態が起こっているということを，私たちがそれこそ，もの思いし，思考するということができれば，どう対応したらいいかということは，その時々で私たちのなかから自然とわき起こってくるし，対応策というのはみえてくるのではないかと思います。

**司会（平野）**　ありがとうございました。それではフロアーのほうからご意見をいろいろいただきたいと思いますが，いかがでしょうか。本当に豪華な，コメントいただきたくなるような先生方がたくさんいらして，気にせず皆さん，ぜひコメントいただければと思うんですが，いかがでしょうか。ご所属とお名前をお願いします。

**小林**　数年前まで会員だったんですが，現在は退会していますので，発言権は無いかもしれません。ただ今回招待されたものですので，発表者の話を聞いていて一言申し上げたくなったので，発言させていただきます。加藤先生が指定討論でアタッチメントと甘えの関係についておっしゃいました。私はストレンジ・シチュエーションを用いて0, 1, 2歳, 生後3年間を中心にたくさん見てきました。大人についてもアダルトアタッチメントをかなりやったんですね。ミネソタ大学に行ってトレーニングも受けたんです。私もストレンジ・シチュエーションを用いたんだけれど，アタッチメントパターンを分類するということに対して，私はまったくついていけなかったんですね。それは何かと言うと，お母さんと子どものようすを見ていると，私自身もこころが揺さぶられるわけです。その揺さぶられた思いをそのまま言葉に表現して子どもとお母さんの間に流れているさまざまな情動の動きを表現する，私はそれを一生懸命やったんです。アタッチメント行動をパターン化するということは，そういう細やかな心の動きを全て捨象してしまうわけです。行動オリエンテッドですから，行動のみを観察しようとするわけです。ただ行動観察ばかりやっていてそういうパターン評価になじむと，大変なことが起こるんです。三上先生が最後のところでおっしゃったことに，私は非常に共感したんですが，それは何かというと，次のような経験をしたんですね。ストレンジ・シチュエーションを録画して，そ

れを私は教育で生かしているんです。臨床心理士を目指す大学院生や社会福祉士を目指す学生に，講義のなかで実際にビデオをみて，その親子をみて，どう思いますか，どう感じますかと率直に聞きながら対話を重ねていくんです。そうしますと，アタッチメント研究になじんでいる人は，やはりパターンをみるわけです。パターンをみると，親子の間で流れているそういう情動の部分というのは，全く感じられなくなるんです。何とも恐ろしいことが起こっているわけです。私にとってさらに恐ろしかったのは，親子をみていて，何も言えなくなる学生さんが驚くほど多い。つまり何が起こっているかというと，私は親子のなかのアンビバレンスという情動の動きに着目して観察することの重要性を伝えたいわけですね。親子の間に流れている強いアンビバレントな情動の動きが観察者である学生さんの心をも揺さぶるため，日頃自分のなかの蓋をしていた情動不安が呼び覚まされて，自分のなかで賦活された情動不安に圧倒されて，目の前にいる親子をみているのか，何をみているのかさっぱりわからなくなる学生たちが驚くほど多い。これは由々しき事態だと教えられたんです。われわれ臨床家が実際に親子をみて，親子の心もようというのをつかまなくてはいけない。そんな臨床家が，そういうことに触れることに対する怖さから，アタッチメントパターンという行動オリエンテッドな観察に，しがみつこうとしている，そういうことを感じるわけです。われわれがどのような臨床家を育てるかということを考えた時に，これは非常に重要なことを示唆してくれていると思うんですね。その点から私は今の教育に対して危機的な意識をもつわけです。それで三上先生がAAIをトレーナーにも用いるとおっしゃったですね。臨床心理士をめざす人にもAAIを体験してもらおうとしているわけでしょう。

**三上**　ふだんの講義のなかでは使っていません。

あくまでカウンセリングを受けたいと来ている人に使い始めている感じです。

**小林** でもそれを受けることが、やはりトレーニングを受ける意味で、非常に重要なものであるという、そんなねらいはおありですよね。

**三上** はい。

**小林** それはものすごく大事だなと思うわけですね。私は見て、なんにも感想を言えない学生さんとていねいに対話を重ねていくんです。自分のなかで今なにが起きたのかということを、ていねいに。そうしますと、必ず幼少期の体験が呼び覚まされるんですね。だから、そういう経験を学生のうちにしますと、おそらく親子をみる、あるいは患者治療者関係をみる上で、非常に優れた感性がよみがえるのではないかと期待しているんです。ですから私はアタッチメントという、行動オリエンテッドで観察することばかりに意を注ぎすぎると、非常に恐ろしいことが起こるんじゃないかと思います。「アタッチメント」と「甘え」では、みる観点が全く違うと思うんです。日本人でいながら、なぜ甘えという観点からみないのか不思議でならないです。そこまで世界の研究動向になびいて合わせる必要はないと思うんですね。

**司会（平野）** ありがとうございます。生田先生、どうぞ。

**生田** ちょっと交通整理をさせてもらいたいですが、アタッチメントへのアプローチに関しては、今日それがいくつか出てきています。たとえば愛着障害の場合には、古くはSpitzのホスピタリズムとか、最近ではルーマニア孤児とか、そういったような流れがあるわけです。あと精神分析のほうで乳児の精神発達を理解するという流れもあるわけです。また、AinsworthのSSPからの流れが一つあり、その先にDMMがあるわけです。今日はもう一つ、PTSDというそちらからの流れも出てきました。これはそれぞれがアタッチメントというものを一生懸命解明しようという、そういう流れでやってきていると思います。それがここで出揃って出てきたという、そういうシンポジウムだったかと思います。

**司会（平野）** ありがとうございます。終わってしまいそうな（会場笑）、ありがとうございます。

**生田** じゃあ質問いいですか。逆に言うと、アタッチメントを変えるのは、そんなに簡単に変えられるのかという話です。鈴木先生のご発表でいうと、そこを変えていくというのは非常にむずかしい問題で、さっき言ったパターン分類を変えるというのも、そんなに簡単にいくのかなというのが疑問としてあります。

**三上** パターン分類は簡単に変わるかというのは、まさに私自身、方略を修復するということを強調したのは、必ずしもAからBにいくことがいいことではないんだということを含めてお話したつもりだったんですけれども、というのもDMMの中ではBが一番いいという考え方はしてなくて、どうしても安定型が一番いいとわれわれは直感的に考えてしまいますけれども、あくまで今の環境のなかで適応するためにどの攻略法を用いるかという考え方をしますので、多少の脆弱性はあったとしても、それで本人が生きていけるのであれば、臨床家が強迫的にBをめざすべきだという考え方はする必要はないかと思います。ただ現実的にどれだけ変われるかというのは、まさに実証的な問題であって、それは調べていかないとわからないですけれども、それこそ精神分析なんかで10年にもわたるそういった経過を通じて、本当に変化するということがみられるのかもしれませんし、実はそこまでしなくても十分に生きていけるんだったらいいんだ、という考え方もあるのかもしれませんし、それについては本当にこれから調べてみないとわからないところかと思います。

**大江** アタッチメントはちょっと脇に置かせ

ていただいて，PTSDの領域では治療のなかで，トラウマに焦点化した治療法が他の治療法より素晴らしいという時代は，すでに終わりつつあります。ではどういう時代になるのかというのはわかりませんけれども，トラウマに焦点を当てない，トラウマ非焦点化の治療法もある一定以上の効果があります。これは学会の公式見解ではなく，私の個人的な見方ですが，心理療法の共通性というところをみながら，複数の有効な治療法があって，というところで，どこにどう焦点を当てて選択するのかということです。何が変わるのか，何が治療のゴールなり，治癒像，トラウマのなかで治癒というのが何かというと，非常にむずかしい問題です。治療をしても，トラウマ体験がなくなるわけではないわけなので，その中での治癒を考える必要があります。

**鈴木** 精神分析では，週に4回5回お会いして，5～6年という年月をかけてお会いしていくわけです。そうしてみますと，やはりその方のもののとらえ方であるとか考え方，あるいは人との関係性のみかたというのが変わってきます。実際にクライエントさんが体験していらっしゃることですし，そのように言っていただけるので，変わっていけるものと思っています。今日ご提示させていただいた患者さんは，実際には3年半の時間をかけてお会いしています。この方は，まったく分析的にやっているわけではありませんけれども，分析的なものの考え方をもって，いろんなスタッフがそれぞれ関わっていくなかで，基本はたぶんあんまり変わってないと思うんですが，私たちに対する畏れであるとか，あるいは信頼性であるとか，そういうところは少しずつ変わってきているように思います。ただまだまだ試し行動というのがありますから，これは行きつ戻りつしながら変わっていく可能性というのがあるのではないかというふうに思います。この方は，最初に私が初診時に診察した時には，非常に緘黙な状態ではありましたけれども，まったくの拒否をしたわけではないので，もともとはやはりそういう対象希求性というのは，非常に強くもっていた方なんだろうと思います。そこに私が関わったこと，スタッフが関わったことによって，今まで閉じていた気持ちが，少しずつほぐれていったような過程なのかというふうに思います。簡単に変わるかと言われると，簡単には変わらないだろうと思いますけれども，やはりそこはていねいに時間をかけてみていくしかないのではないかと思っています。

**司会（平野）** ありがとうございます。

**中** 関東中央病院の中と申します。三上先生の発表を聞かせていただいて，符号のところはチンプンカンプンに近かったんですけど，それに関する先生のご説明は，過去の母親とのトラウマがいかに対人関係の困難につながるかに関しては，印象的なことばでわかりやすく説明されていたような気がします。ただひとつ思ったのが，今日はアタッチメントのシンポジウムなんですけれども，アタッチメントということの隣に異性愛の問題がやはりあって，この女性の方も，もしかしたら30代後半という，女性のライフサイクルのなかでは，出産との関係で，どういう風に生きていくかということが問われる時期だと思うのです。そのような異性との関係がクローズアップしやすい時期に，アタッチメントの問題が浮上して抑うつ的になってきたという背景があると思います。三上先生がおっしゃっていたように，この人は長期のセラピーを受けるかどうかはすごく重要な問題にも思うんですけど，それと少し別な軸として，この人は女性としてどういう人生を生きていくのかというようなことを，つまりすぐには決められないかもしれないけど，あまり待ってないほうがいい決断の軸があると思うのです。今後セラピーをするかどうかという軸，それから女性として

―― シンポジウム

のライフサイクルをどういう風にやっていくのか，みたいなことを，質問なんですけど，三上先生がご本人に投げかけられたのか，投げかけられなかったのか，そのあたりのことについて先生のお考えはどうだったのかもお聞きしたいと思います。この異性愛の問題は，鈴木先生のケースも当面はあまり関係ないような気がするんですけど，いずれどこかでそういう事態が起こってくるのではないかというふうにも思います。よろしくお願いします。

**三上** ありがとうございます。結論から申しますと，私のほうから今後について，そういう今後の課題について直接投げかけるようなことはしていないんですが，AAIの2回目で用いたものが，ちょっと内容が修正してあるんです。そこで聞かれる内容というのは，過去の親子関係よりも現在の家族のようすとか，現在のパートナーとの関係とか，現在のパートナーの親との関係ということが聞かれていくんです。当然この方は，そういう関係が全然ないので，そこは全部答えられないわけです。最後に今後のことについてどう考えるかという質問になって，そこではやはり新しい相手を見つけられるかどうかということが，自分の課題だというようなことはおっしゃっていました。ですから私のほうから意図して投げかけたわけではないですけど，やはり従来のアタッチメント理論では，異性愛とかあるいは性愛の問題というのは，抜け落ちていたところがあると思うんですが，DMMではこういったかたちで，異性との問題というのは必ず関わってくるというふうに考えていますので，そういう課題があるんだということを示したところで終わってしまったという感じなんです。それはひとつの理由としては，学生相談のケースで会っているというところがあって，どうしても期限が決まっているというところもありまして，もしかしたらもっと外で会っていたら，また別の関わり方があったのかもしれ

せんけれども，現実的にはそういったかたちで終わらざるをえなかっただろうというところです。

**司会（平野）** 鈴木先生，ひとことお願いします。

**鈴木** まだ患者さんは異性愛というところまで進んでないわけですけれども，彼女が異性に不用意に近づいていってしまったというのも，異性だから近づいていたわけではなくて，ただ人にくっついていったという状況なんです。それを相手の男性のほうは誤解をしてしまったということが起こっていて，ということがあります。生理が始まって，本人がやはり女性であるということを，少しずつ意識はされていますけれども，まだまだ異性を愛するという段階にはいってないだろうと思いますし，これから先また話題になってくることだろうというふうに思います。

**司会（平野）** ありがとうございました。

**守屋** 渋谷もりやクリニックの守屋です。三上先生にばかり集中して申し訳ないんですが，DMM-AAIの話ですが，非常に興味をもって聞きました。先生のご発表でケースを出されて，それの治療評価にというのは，野望をもった大胆な試みなんですけれども，このDMM-AAIというのは最後に先生が言っておられたように，いい悪いの評価ではないという前提の面接方式なんですか。それを治療につなげるというところが，治療評価につなげるということができれば非常にいいと思うんですけど，聞いているとやはりA6，回避型のこのケースの場合，そのままいくよりは当然獲得されたBになっていって，より親密な関係で，たとえばパートナーをみつけて，子どもをつくるとかいうふうにいったほうがいいに決まっているんです。当然やはりBのほうがいいし，Aでいくよりも。そのへんがもう少し，精神療法の転移，あるいは抵抗のあり方とか，そういうのとの関連，比較とか

できれば，精神分析的な精神療法の転移がどういうふうに起こっていくかというところにも応用できるものであるし，先生のこの大胆な試みは今後よりご成功していくといいと思ったんですが，そのもとになるこのDMM-AAI，非常に複雑なものだと思うんですけど，どういうもので半構造化面接ですか，どういうものでA，Bというのが，たとえば親との間の記憶であるとか，このへんちょっと概略を教えていただけるとありがたいと思うんですが。

**司会（加藤）** 先生，ちょっと時間がおしてまして，20分あればゆっくりお話をいただきたいんですけど，かなり時間がおしてますので，もしよろしければ，最後に西園先生，何かあればお願いします。

**西園** Bowlbyのアタッチメントというのは，ただ子どもが親にまとわりつく，ただそれだけではないです。親のほうがそれを笑顔でもって迎える，そういうような相互関係というのがアタッチメントです。それを精神療法のなかで生かそうとすれば，当然治療者のニュートラリティーだとか，関わり方が問われるんだろうと私は思います。ただ依存的な問題としてのみとらえるのではない。子どもがお母さんにまとわりついたり，お父さんにまとわりついたりした時，お母さんのほうはそこで笑顔でもって迎える，抱っこしてあげる，頬ずりしてあげる，そういうものがアタッチメントの本質なので，それを精神療法のなかで生かそうとすると，治療者にとっては，やはりそこで工夫と苦労があるんだろうと思います。その点で，三上先生の報告を聞いて，自分の所属する大学の学生だったということを，多少懸念されたんだけど，実はそれが彼女にとっては，とってもよい体験だったのではないでしょうか。身近な人に自分のことをちゃんと受け止めていただいたということだろうと，私は思います。

それから大江先生の報告で，トラウマの問題が述べられましたが，トラウマの本質というのは，この世が信じられない，相手が信じられない，自分が信じられないというところにあるんだろうと思うんです。そこのところで，やはりそういう働きかけ，それは意味があるということだと私も思います。それから鈴木先生の発表で，鈴木先生が苦労しながら，いろんなことを工夫した。あの苦労したなかに，母親が同時に喜び，笑顔をみせ，頬ずりをする，それがアタッチメントだというその本質を，治療者が行動化をしないで，患者に働きかけるのを見つけ出す。そこが非常にむずかしい点であっただろうと聞いていました。以上です。

**司会（平野）** ありがとうございました。もうまとめになりましたね（会場笑）。小林先生にも入っていただいて，お話がすごく立体的になって，相互作用のなかでの情緒的な問題としてのアタッチメント，甘えとの関係等も含めて，非常に多角的な議論になって，横で聞かせていただいてラッキーだったというふうに思いました。

これでシンポジウムは終わりたいと思います。

― 特別講演 ―

# 対象関係から見たアタッチメントの課題

松木　邦裕*

## I.「はじめに」に代えて
――在りし日のJohn Bowlby；その印象――

　John Bowlbyには，1987年に英国のタビストック・クリニックで私は会った。クリニック成人部門の訓練課程で著名な分析家を毎週呼ぶという企画をやっており，そこにJohn Bowlbyが来てくれた。約1時間ほどの会であったが，Bowlbyは彼のアタッチメント理論について語り，質疑応答を経て帰った。私は私自身の分析のためにクリニックを出た時，ちょうどBowlbyが車で帰るところに出会った。当時もう80代に入っていたと思うが，歩くのもいささかおぼつかない感じだったが，自分で車を運転して帰っていった。その時の印象としては，Bowlby自身は自分は精神分析家だという意識を強く持っていたが，参加者たちは彼はもう精神分析の人ではないという感想を抱いていた。そのギャップは強烈であり，今も記憶に残っている。

　これから，John Bowlbyとアタッチメント理論，そしてBowlbyと子どもの精神分析家であり彼のスーパーバイザーであったMelanie Klein，それからKleinの抑うつポジション論とアタッチメント理論の関係，最後にアタッチメントの課題と，その課題に向けた，破壊・攻撃性にかかわるKleinの妄想‐分裂ポジション論，そしてBionの「対象の不在」と「負の能力」という考え，加えて「事後性」の三つの精神分析概念が寄与するところを論述する。

## II. 精神分析家John Bowlbyと Attachment理論

### 1. Attachment理論の完成

　周知のようにアタッチメント理論は，分離された乳幼児の行動観察からJohn Bowlbyが見出した，情緒発達と認知に関する理論である。Bowlby自身は自分の立ち位置を，Ferenczi, S.に代表される精神分析でのハンガリー学派，その流れにはMichael Balintや「心身医学」に寄与したFranz Alexanderという著名な分析家がいるが，依存を重視する考え方のハンガリー学派や比較行動学者のグループでの原初的密着行動や母親の後追い行動についての仮説を支持

---

A critical appreciation of the attachment theory in the light of the object relations psychoanalysis
* 京都大学名誉教授
〒606-8501　京都府京都市左京区吉田本町
Kunihiro Matsuki：Professor Emeritus, Kyoto University, Psychiatrist, Psychoanalyst.

する立場であると述べている。

Bowlbyは，乳幼児が依存する人物，おもに母親との間で形成する愛着と愛着行動を観察し，公式化した。そして，愛着対象との分離の際に発生する不安を重要視し，その乳幼児の心的発達における影響を検討した。このあたりは周知のところであろう。

ここで強調したいのは，そこでの心性の本質は何かというと，乳幼児期の対象喪失における喪の悲しみと，その病理型である抑うつに関する研究と私は理解していることである。

### 2. Attachment 理論の背景

さきほど黒木先生からもお話が出ていたが，John Bowlbyは精神科医であったが，精神分析家のトレーニングを受けた人である。当時のBowlbyの人となりについては，率直でぶっきらぼうであったとされている。また，分析家Charles Rycroftは，Bowlbyを「19世紀ダーウィン派のリベラルだ」と語っている。

Bowlbyは精神分析家の訓練において，Melanie Kleinの左腕と呼べるJoan Riviereの訓練分析を受けた。また，Melanie Kleinのスーパービジョンを受け，もう一人おそらくKleinの右腕Paula Heimannのスーパービジョンを受け，1937年に精神分析家となり，クライン・グループに所属する。しかし，クライン派精神分析はその治療ターゲットとして，患者自身のこころに注目し専心するが，Bowlby自身の中では神経症やうつ病での環境因への関心が大きくなっていた。それは彼の場合は子どもを診る精神科医であるという側面が非常に大きかったことがあると思われる。しかしそれでも，Bowlbyのこころの状態についての考え方は，Melanie Kleinの影響が大変大きい。1950年にはKonrad Lorenzの刷り込みimprinting論に関心を抱き，心理因子と生物的因子を統合する形で独自のアタッチメント理論を形成するこ

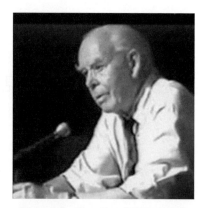

図1　John Bowlby（1907-1990）

ととなった。

### 3. Bowlbyと子どもの分析家Klein

KleinがBowlbyのスーパービジョンをしていた時のひとつのエピソードがある。1936年にBowlbyはロンドン・チャイルド・ガイダンス・クリニックで児童精神科医として働いていたが，施設で育つ子どもの障害に大きな関心を寄せ始めていた。そして人生早期に母親的人物との間に確固とした愛着をつくる機会を欠いた故に，その子らは愛することができないという考えを確信するようになった。当時，Bowlbyは3歳の子どものプレイ・アナリシスをおこなっており，それはKleinのスーパービジョンの下におこなわれていた。その経過の中で，この子の母親が精神的な病気に至り精神科病院に入院した。その時，Bowlbyはその母親に援助の手を差し伸べたいと思ったが，Kleinは母親の送迎がなくなり男児は来られないのだから，この子の分析を中止するようにBowlbyに意見した。それにBowlbyはショックを受けたと後に語っている。ここのところが，精神科医としてのJohn Bowlbyと精神分析家であるMelanie Kleinの大きな違いがあらわれたところであろう。

ちなみに，BowlbyはJoan Riviereの訓練分

析を受けていたが，当時Riviereの訓練分析を受けていた人に，小児科医Donald Winnicottがいる。WinnicottはJames Stracheyというフロイトの著作をひとりで全部英訳した分析家の分析を10年ほど受けた後，Riviereの分析を5〜6年受けている。そして，Winnicottも環境の重要性を支持する考えになった。二人ともがKleinの分析ではなく，Riviereの分析を受けていたというのが興味深い。というのは，Kleinの被分析者はそうはならなかったからである。

## Ⅲ．Kleinの抑うつポジション論とAttachment

### 1．Bowlbyの分析家訓練時代のKleinの精神分析的探究

英国対象関係論の創始者Melanie Kleinは1882年に生まれ，1960年に死去した。ウィーンに生まれたが，1926年にロンドンに渡り，ロンドンを精神分析臨床の場とした。

Kleinの精神分析的探求は，おおよそ3期に分かれる。第1期は子どもの精神分析，プレイ・アナリシスを開発していた時代である。そ

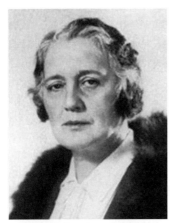

図2　英国対象関係論の創始者
Mrs. Melanie Klein (1882-1960)

の時代に「早期エディプス状況」概念を見出した。それからその次のステップとして1930年代に，乳幼児のこころの組織化での「抑うつポジション」というオリジナルな臨床概念を提示した。そして1940年代後半に「妄想・分裂ポジション」と命名された，さらに遡った原初的なこころの態勢を提示する時期に入る。それをもってKleinの心的発達のモデルはほぼ完成する。

John BowlbyがKleinのスーパービジョンを受けていた時代は，Kleinがまさにこの「抑うつポジション」を研究していた時代にあたる。1935年に論文「躁うつ病の心因論に関する寄与」，そして1940年に「喪を悼むこととその躁うつ状態との関係」という，躁うつ病との関連で，乳幼児期の対象喪失の影響に着目する見解を提示した。具体的には，離乳をめぐる乳房という愛情対象を失う外的喪失体験を乳幼児がどのように内的に，心的に対処するかを探求したのだった。その「抑うつポジション」は，乳房/母親との関係をめぐる乳幼児のこころの組織化に関する極めて斬新な理論だった。

### 2．新しい臨床概念としての「抑うつポジション」

「抑うつポジション」を解説する。

フロイトは1917年に論文「喪の哀悼とメランコリー」を発表し，対象喪失における健全なこころの働きである「喪の仕事」mourning workとこころの病であるうつ病の異同を明示した。対象喪失では，喪の仕事をいかになし遂げるかによってうつ病の発生が左右されるとのことを解明した。フロイトのその研究を踏まえてKleinは，子どもと大人の精神分析治療のケースから乳幼児の生後1年までの心的発達での中核的な心的形態を見出し，「抑うつポジション」と命名した。

この抑うつポジションにおいては，対象喪失の怖れと，その対象喪失における哀悼の感情，

```
1. 生後3-6カ月から1年に「抑うつposition」は確立される
2. 本能論的には,生の本能が死の本能より優勢になる
3. 「抑うつ不安」が中心の不安
4. 象徴が活動する内的三次元世界：抽象性を含む世界への発展
5. 部分対象関係が全体対象関係へ向かう
6. こころのメカニズムの洗練化
7. このpositionのコンステレーション
        抑うつ不安＋全体対象関係＋より洗練されたメカニズム
8. 付随する発達：象徴機能,自他の分化の確立,
        情緒の成熟（思いやり,罪悪感,償いなど）,現実吟味
-------------------------------------------------
9. 行動から考えることへ
10. その臨床状態としての精神病性うつ病・パーソナリティ障害・神経症・健康人
11. ふたつの側面：病理性と健康な発達
12. 発達後のこころの構えとしてのD⇔PS
```

**図3 抑うつposition**

すなわち悲哀,罪悪感,絶望感,償い,あるいは反動的防衛としての躁的防衛といった諸感情が作動し心的発達に陰に陽に寄与する。抑うつポジションをテキスト的に記述すると次の性質と特徴を認める。

こころの初期形態としてのこのポジションは生後3カ月から6カ月の間に築かれ始め,1歳でおおよそ確立される。抑うつポジションにおいてはKleinが「抑うつ不安」と命名した不安が中心の不安になる。抑うつ不安とは悲哀感,罪悪感,絶望感,償いの思い等を指す。また,このポジションの時期には心的機能として象徴が活動するようになり,より抽象的な性質をもつように洗練されていく。

Kleinの考えでは,そもそも乳児は「部分対象」——たとえばお母さんを幼い赤ん坊は全人的に認識できず,顔のお母さん,吸うおっぱいのお母さん,あるいは匂いのお母さんというふうに別個に感知している——を体験し,その対象と関係する自己も部分的になるが,これらがこの時期に「全体対象」,すなわち,まとまった一つの対象に統合されていく時期である。そして,全体対象を認知できるゆえに,その不在を「喪失」として反応できるようになる。ここで対象喪失から派生する感情をそのまま受け止め味わうことが,情緒の成熟をもたらし,償い,思いやりや罪悪感等の感情をより健全に成熟させると考えた。加えて,反応的に行動することから考えることへの移行も起こる。

このように心的発達という側面があるのだが,このポジションの展開が不首尾な時には,さまざまな病理が現れる。それは躁うつ病やうつ病,パーソナリティ障害,神経症として顕在化する。この抑うつポジションでの心的作業は一生続くものだというのがKleinの考えだった。対象喪失の葛藤は解消するものではなく,生涯をとおして繰り返し私たちはその心的作業を行うと考えた。

Bowlbyのアタッチメント理論は,Kleinが抑うつポジションと概念化した乳幼児のこころの態勢と病理についての見解を,Lorenzのimprintingを加味して,彼自身の観察による母子分離の直接観察から概念化したととらえられると私は考える。

KleinとBowlbyの明らかな違いは，Kleinはあくまで乳幼児のこころにとっての母親，とりわけ内的母親に焦点をあてたが，Bowlbyは外からみた母親と子どもという関係に焦点をあてた。つまり母親という乳幼児にとっての環境を重視していた。Winnicottが類似した発想をしている。Winnicottは精神科医ではなく小児科医だった。小児科医は子どもをお母さんが連れてくるのを日常的に観察しており，そういう経験から母親に焦点をあてたのだろう。

### 3. 愛着障害とはどんな臨床病態か

BowlbyはKleinの見解を踏まえて，愛着，そして愛着対象との分離の体験を細やかに観察した。愛着障害の病態を簡略に述べるなら，何らかの理由で幼い子どもが愛する母親と分離，もしくは情緒的に隔離されたために，そのこころに分離の不安と病理的な喪の過程が発現された結果の病態といえるだろう。つまり，心因性，環境因性による病態である。これが非常に大きな特徴である。DSM-Vで焦点化が試みられている脳神経病理という認識とは異なる，人間関係から発生する病理という考え方である。これは，伝統的に神経症と命名されている病態と重なる。また，Kleinの考えから端的に述べるなら，愛着障害とは，乳幼児が抑うつポジションでの抑うつ不安にもちこたえられなかったために生じた病態だと考えることができる。

### 4. 愛着障害とその治療

愛着障害に特異な治療技法を私は実践したことがないので，これは文献（Prior, V. and Glaser, D. 2006, 岡田 2011）からの所見であるが，愛着障害の治療としては，環境における安全基地の提供，つまりこころの安心・満足・依存を供給すること，あるいは養育者の感受性を高めること，愛着に関わる未解決な傷の修復が述べられている。端的に言えば，失われていた愛情を親もしくは親代理者が供給するという発想にあるように私には思われる。ここに愛着障害の治療の特徴と限界が認められる。つまり愛着のみに焦点化した単純化である。それは，こころについて，愛着理論が愛着という「木を見て，森を見ず」に至らしめていると受け取られかねないと危惧する。そこで，こころの森に目を向けるための，精神分析からの二，三の知見をこれからお伝えする。

## Ⅳ．Attachmentの課題：
   現代精神分析からの見解

アタッチメントの課題として，二つのことが浮かび上がる。一つはBowlbyのアタッチメント理論には，人の持つ破壊・攻撃性の問題が表在化されていないことである。子どもが表す破壊・攻撃性と，この破壊・攻撃性にもちこたえることでもたらされるこころの発達に言及する見解が付け加えられる必要があると思われる。実は破壊・攻撃性こそが，Melanie Kleinがその後の「妄想-分裂ポジション」研究でその重要性を見出したものであり，かつ，Wilfred BionというKleinの分析を受けた分析家が発展させたものである。

もう一つは，転移の活用による過去の体験の意味づけの変形・修正という，精神分析でいう「事後性」概念のもつ重要な治療的意義である。

### 1. Kleinの妄想-分裂ポジションとBionの対象の不在と思考の発生

1）Kleinのその後の発展

最初に，破壊・攻撃性に関してKleinがBowlbyとのかかわりを終了した後，1940年代に見出した知見を述べたい。

Kleinは精神分析臨床から人間には生来の破壊・攻撃欲動，そういう憎しみの情動がそもそもあると確信した。人の情緒の発達，成熟は，

```
1. 生後1, 2週から3カ月にpositionが確立される
2. 本能論的には死の本能（破壊‐攻撃欲動）が生の本能（愛情欲動）より優勢
3. 不安：破滅（絶滅）不安と迫害不安
4. 三次元的内的世界の成立
5. 断片化している対象や部分対象
6. こころのメカニズム：分裂機制
         スプリッティング，投影同一化，原始的理想化
7. このpositionのコンステレーション
         迫害不安（妄想性不安）＋部分対象関係＋分裂機制
8. 具体性と行動/アクト
9. 付随する発達：よい自己の確立，断片化から部分統合へ，母親機能のとり入れ
10. その臨床状態としての精神病状態，とくに精神分裂病
```

**図4　妄想‐分裂 position（今日的見解を含む）**

愛着にのみ焦点化したimprintingのように単純なものではないとのことである。人生の最初期には愛情の充足を確実にするとともに，内的な破壊欲動に基づく，原初的な攻撃的な感情を制御する発達期が必要でもある。そして母親，それを象徴するものとして乳房との分離を喪失として体験する，すなわち，対象喪失の哀悼を体験する喪の仕事には，心的発達の最初の段階として，アンビバレンスが経験される前の時期としての「妄想‐分裂ポジション」と名付けた心的態勢の形成が前提になると認識した。つまり乳児のこころの最初の組織化が「妄想‐分裂ポジション」であり，その後に「抑うつポジション」へと変形されるとの考えをKleinは提示した。

しかしながら，Kleinは乳幼児のこころの発達での母親の発達促進的，あるいは病理形成的な役割を適切に位置づけることはしなかった。Kleinは主体のこころに常に焦点をあてていたので，そうした主体のこころのなかでの母親対象には目をむけていたが，外界での母親の実際の関わりには触れなかった。それは後にWilfred Bionによってなされる。

Kleinの抑うつポジション提示後の発展，すなわち「妄想‐分裂ポジション」を簡単に解説する。

2) 妄想‐分裂ポジション：人生最早期のこころの組織化

Kleinは1946年に「分裂的機制についての覚書」という論文を発表する。この論文において，「妄想‐分裂ポジション」という，抑うつポジションが成立する前段階のポジションを初めて提示する。

妄想‐分裂ポジションは，病理的な場合には，スキゾイドパーソナリティとか統合失調症の心的構造に重なるが，こころの機制として「分裂機制」と呼ばれる，投影同一化，スプリッティング，原初的理想化が使われる。

生後1～2週間目から3カ月ぐらいの間に，この妄想‐分裂ポジションは確立される。それは本能論的にみれば，死の本能，破壊・攻撃的欲動が生の本能よりも優勢である。そして不安の性質は，抑うつポジションでは不安の性質は「抑うつ不安」といわれる罪悪感や悲哀感だったが，この妄想分裂ポジションでは，自分がバラバラになってしまう，壊れてしまう「破滅・絶滅の不安」と，「迫害不安」といわれる，被害妄想でみられるような，他者から迫害されるという，こうした不安を体験している。このポジションでは三次元的なこころの世界が初めて

成立しているが，そのこころの世界にいる対象は，抑うつポジションで示した一つにまとまった対象ではなく，断片的対象や部分対象，たとえばおっぱいを与えてくれる乳房，抱いてくれる腕，顔としてのお母さん，そういうバラバラなものとして体験されている。

このポジションの特徴的なコンステレーション（布置）は，不安としては迫害不安，対象関係は部分自己-部分対象の関係，そしてこころの働き方は分裂機制から成り立っている。

乳幼児において破壊性が中心にある，こうしたこころの態勢がKleinによって明示された。妄想-分裂ポジションは，Bowlbyのアタッチメント理論にはまったく採用されなかった。その時点においてBowlbyはKlein派と距離を置いており，独立学派として活動していたが，アンナ・フロイトとも子どもの研究では協働していた。Peter Fonagyというロンドン大学教授がいる。アンナ・フロイトの高弟に精神分析家Joseph Sandlerがいたが，そのSandlerの後を継いでロンドン大学の教授になったのがFonagyである。Fonagyがアタッチメント理論を入れて「メンタライゼーション」を主唱する背景にはこの歴史がある。

## 2. Wilfred Bionの登場

妄想-分裂ポジションの概念を大きく飛躍させたのが，今日精神分析の世界に大きな影響を及ぼしているWilfred Bionである（松木2009）。

### 1)「コンテイナー/コンテインド」概念：乳児と母親の相互作用

Bionは「コンテイナー/コンテインド」概念を提示した（Bion, W. 1962）。包むものと包まれるものという関係である。この概念は，もとはユングが使ったものらしいが，まったく異なる文脈でBionは，母親と乳幼児の相互作用の理解に使用した。例示すれば，お母さんの乳房がコンテイナー，あるいはお母さんの腕はコンテイナーであり，そこに包まれる赤ん坊はコンテインドという関係になる。ところが一方，赤ん坊の口というコンテイナーはお母さんの乳首というコンテインドを含むことになる。こうした相互作用は，分析的治療関係に適用できる。

さらにBionは「考えること」という考える装置とBionが「思考」という考えの関係性を検討した。思考というコンテインドと考えることというコンテイナーの相互作用が私たちのこころの発達に重要であると考えた。

### 2) コンテイナー/コンテインドとしての母親-乳児関係

Bionの示したお母さんと乳児の交流の精神分析モデルを図式化して示す。

起源はフロイトが「精神機能の二原則」論文（Freud, S. 1911）の脚注に書いたものであるが，赤ん坊は心身の苦痛を知覚した時，たとえばおっぱいが与えられないという飢餓の欲求不満を強く体験した時に，苦痛という自己を破壊する感情を感じる。耐えられない赤ん坊は，自分の中の苦痛を排泄しようと泣きわめいて手足をばたつかせる。私たちが見る赤ん坊が泣きわめき手足をばたつかせているときに，赤ん坊が空想していることは，それを赤ん坊自身は実体験として感じているが，それによって自分のなかの苦痛なものを具体的に排出しているのである。この行為はKleinの言葉をつかえば，心的作業として具体的な「投影同一化」をしているとことである（松木2011）。

そこにおいて，飢餓の苦痛で泣きわめきばたついている赤ん坊のそばにお母さんがいたなら，そのお母さんは赤ん坊の行為を見ながら，その行為が何であるかを母親として理解するであろう。このときのお母さんのこころの働き方を，Bionは「もの想い」reverie, 考える機能を「α機能」と名付けた。この機能によってお母さんは，この子はお腹をすかしているとか，寝むずがっているとか理解して関わるのである。

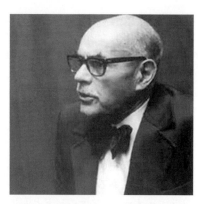

図5　Wifred R Bion (1897-1979)

| 赤ん坊 | 母親/乳房 |
|---|---|
| 心的苦痛の知覚<br>（欲求不満からの）<br>泣きわめく，<br>手足をバタバタする<br>―具体的な投影同一化<br>（幻覚される苦痛の<br>　具体的な排出行為） | 〈知覚・受け取り〉<br><br>➡　もの想い（reverie）<br>　　α機能（dream-work-α）<br><br>⬅　具体的な行為と<br>　　抽象的なことば<br>　　〈かかわり・語りかけ〉 |

図6　母親と乳児の交流の精神分析モデル

3）母親/乳房の存在と乳児のこころの発達

このような母親と乳児の交流がなされるのだが，当然ながら，この交流がうまく展開する時と展開しない時が発生する。お母さんは万能ではないから，赤ん坊が何らかの苦痛を抱えていても，それが何かわからなかったり気づかないこともある。こうした母親が適切に関われないところで発生する欲求不満の状態にこそ，乳児のこころの発達に重要なものが含まれているとBionは理解した。そのベースは，フロイトの言うこころの二次過程機能，つまり現実を直視して考えるという機能の発達である。

お母さんがいて赤ん坊がいるのだが，その赤ん坊は欲求不満の苦痛に苦しんでいる。たとえば，飢餓の苦痛を感じている時が想定できるだろう。赤ん坊がお腹を空かしている時に，お母さんが飢餓を読み取り乳房を提供できる，つまり授乳できるなら，赤ん坊は苦痛から解放される。そのとき赤ん坊は，苦痛の排泄が成功したと体験するだろう。

4）母親/乳房の不在とこころの発達

赤ん坊は欲望するが，乳房が提供されない時には，欲求不満の苦痛が増大する。赤ん坊はその苦痛に自己の壊滅・解体を感じ，激しい憎悪とかの破壊・攻撃的感情を発生させる。

この欲求不満の苦痛が増大した時に，赤ん坊はその対処に幾つかのルートをたどる。

一つ目は「破壊対象の幻覚」である。乳房が与えられないという欲求不満の苦痛に赤ん坊がほとんど耐えられないと，その赤ん坊は「乳房がない」という体験はできない。そうではなく，悪い乳房が自分を攻撃し破壊してきているという幻覚に支配される。ちなみに，「悪い乳房」という表現は道徳的ないい悪いという意味ではない。苦痛で破壊してくるとの意味である。「よい乳房」とは満足や安らぎを与える乳房である。破壊的苦痛をもたらす悪い乳房を赤ん坊は幻覚する。これが大人の精神病理では，精神病状態に重なる。

二つ目は「万能空想」への回避である。赤ん坊はその欲求不満の苦痛にいくらかもちこたえるが，もちこたえられなくなると，万能空想に浸るという回避に走る。これは赤ん坊の指しゃぶりや拳しゃぶりに現れる。赤ん坊は授乳してくれるよい乳房を空想して吸っているのであり，万能空想に浸ることで欲求不満の苦痛を回避している。そこには空想と思考が区別されない事態が発生する。成人の精神病理でのパーソナリティ障害に重なる。

5）母親/乳房の不在と思考の発生

そこで三番目のルートである。欲求不満の苦痛にもちこたえるとき，思考が発生する。これが健全な心的発達のルートであるが，赤ん坊がその欲求不満の苦痛にもちこたえることができた場合，赤ん坊の乳房への期待/前概念が，充足のための「ない乳房」が手に入るという実感とつがい，「ない乳房」という思考を手に入れるとBionは理解する。

「ない乳房」というのは，思考である。それは現実に具体的には存在しない。これは思考化しないと発生しない。悪い乳房とか満足させてくれる乳房は，幻覚にしても，外界に存在しうるものである。この「ない乳房」という思考が，欲求不満の苦痛にもちこたえることで初めて発生する。つまり，フロイトの言う「こころの二次過程」の成立である，現実を現実として受け入れる作業のための思考と考えることが，ここで発生するのである。

そして「ない乳房」が成立すると，それまで具体的な乳房が占めていたこころの空間に，思考という，質はあっても量がない「ない乳房」があるということで，そこに大きな空隙が出現することになる。それは思考を考えるための装置，考えることが発展していくことを促す。そして，思考が連接することで，「ない乳房がある」という二分節に展開した後に，さらに分節化された「乳房がない」という思考が成立する。「乳房がない」とのことは，それまであったという過去を含み，今は乳房はないが将来あるという未来を含む。つまりここにおいて，時間という感覚が出現する。

6）負の能力 negative capability

こういう欲求不満の苦痛にもちこたえる能力，Bionはそれを詩人Keats, J.のことばを引用し，「負の能力」negative capabilityと言っているが，この能力が私たちのこころの発達に大変重要だということがここに含まれている。欲求不満の苦痛から顕在化する破壊・攻撃性にもちこたえる私たちの能力が，思考を生み出し現実認識を踏まえたこころの健全な発達に寄与するその重要性をBionは指摘した（松木2009）。Bowlbyのアタッチメント理論を補完する人間の総合的な理解に重要かつ不可欠な見解である。

## 2. こころは直線的に発達するのか：事後性

もう一つの主題に移る。Lorenzの刷り込み論に典型であるように，アタッチメント理論は，こころは直線的に発達するとの仮説を背景に置いている。それを反証するものとして「事後性」の概念を示す。事後性Nachträglichkeitはフロイトの概念で，「狼男」の症例で提出された（Freud, S. 1918）。

1）フロイトの症例「狼男」

「狼男」とはロシア貴族の重篤な強迫神経症の青年で，精神科医クレペリンによって躁鬱病の診断を受けたが改善なく，最終的にフロイトの精神分析を受けて回復しロシアに帰った。フロイトは狼男が提示した，4歳直前にみた狼の夢に基づいて，分析とそれに基づいて乳幼児期体験の再構成をおこなった。

1歳半の時に両親の原光景（背向位で性交）を目撃し，狼男は女性性器を見る機会を持つ。その後，3歳5カ月の頃からおとなしかった子

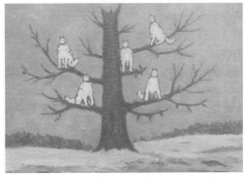

図7　事後性 Nachträglichkeit, Après-coup
　　狼男の夢（自身で絵にしたもの）

がイライラして敏感で乱暴になるという性格変化を狼男は起こし，また自分のペニスに関心を持ち始めたため，去勢の威嚇を乳母から受ける。そして，4歳の誕生日前に狼の夢をみて激しい恐怖を体験する。それから狼恐怖症，さらに確認強迫が始まる。幼児神経症が成立した。1歳半の時の原光景目撃体験はそのときには心的な効果は持つことなく，4歳時に初めて，1歳半の時に狼男が見た母親の性器は男性性器が去勢された証拠という意味づけを持った。「事後性」すなわち，事後に心的作用が生じたのである。

2) 事後性Nachträglichkeit, Après-coup, deferred action

この「事後性」が意味することは，こころは，直線的に発達するという発想に従わないことである。こころでは，一定の時点でなされた体験，印象，記憶痕跡が，それ以降の時点で新しい体験を得ることや心的な発達成熟とともに，新しい意味や新しい作用，影響力を獲得するプロセスを有するということである。主体は事後的に過去の体験の意味を修正し書き換えることができるのである。つまり，過去の体験に既成の意味づけがなされていても，治療を通して意味を変える可能性を示唆する。Birksted-Breen, D.（2003, 2016）ら現代の分析家の見解から精神分析的にいえば，過去の体験の精神分析設定内での実在化である転移体験を通して，その体験の意味づけの変形が起こることを意味している（松木2017）。これは，こころの発達は直線的に進むものではなく，過去と現在の往復運動をしながら進むことを含意している。この見解は，親代理対象による愛情の供給という単純化されたアタッチメント理論からの治療論を，修正・補完するものである。

## V．おわりに

対象関係からみたアタッチメントの課題というテーマで，アタッチメント理論に含まれる課題への精神分析的対象関係論からの見解を述べた。ここに提示した破壊・攻撃性の認識とそれに持ちこたえる「負の能力」，そして「事後性」という精神分析の考えがアタッチメント理論とその臨床に包含されることを期待するものである。

## 謝　辞

講演の機会を下さり，司会をお引き受けくださいました黒木俊秀先生にこころより感謝申し上げます。本学会会長小倉清先生，そして実行委員長加藤隆弘先生にもこのような機会をいただきましたことにお礼申し上げます。最後になりますが，当日ご清聴くださいました皆様に感謝いたします。

## 文　献

1) Bion, W.（1962）：A Theory of Thinking. In Second Thoughts. Heinemann Medical Book. 1967. 中川慎一郎訳：新装版 再考――精神病の精神分析．金剛出版，東京，2013.
2) Bion, W.（1962）：Learning from Experience. Heinemann Medical Books, London. 福本修訳：精神分析の方法Ⅰ．法政大学出版局，東京，1999.
3) Bion, W.（1967）：Second Thoughts. Heinemann Medical Books. London. 中川慎一郎訳：再考――精神病の精神分析論．金剛出版，東京，2007.
4) Bion, W.（1992）：Cogitations. Karnac Books. London
5) Birksted-Breen, D.（2003）：Time and après-coup. International Journal of Psycho-Analysis 84: 1501–1515.
6) Birksted-Breen, D.（2016）：Bi-ocularity, the functioning mind of the psychoanalyst. International Journal of Psycho-Analysis 97: 26–40.
7) Bowlby, J.（1969）：Attachment and Loss.

Vol.1. Attachment. Hogarth Press, London. 黒田実郎・他訳：母子関係の理論①愛着行動. 岩崎学術出版社, 東京, 1976.

8) Bowlby, J. (1973)：Attachment and Loss. Vol.2. Separation. Hogarth Press, London. 黒田実郎・他訳：母子関係の理論②分離不安. 岩崎学術出版社, 東京, 1977.

9) Bowlby, J. (1980)：Attachment and Loss. Vol.3. Loss. Hogarth Press, London. 黒田実郎・他訳：母子関係の理論③愛情喪失. 岩崎学術出版社, 東京, 1981.

10) Freud, S. (1911)：Formulations on the Two Principles of Mental Functioning. SE12. 井村恒郎訳：精神現象の二原則に関する定式. フロイト著作集6. 人文書院, 京都, 1970.

11) Freud, S. (1917)：Mourning and Melancholia. SE. 14. Hogarth Press, London. 井村恒郎訳：悲哀とメランコリー. フロイト著作集6. 人文書院, 京都, 1970.

12) Freud, S. (1818)：From the History of An Infantile Neurosis. SE. 17 Hogarth Press. London. 小此木啓吾訳：ある幼児神経症の病歴より. フロイト著作集9. 人文書院, 京都, 1983.

13) Klein, M. (1935)：A Contribution to the Psychogenesis of Manic-Depressive States. The Writings of Melanie Klein, vol.1. Hogarth Press, London, 1975. 安岡譽訳：躁うつ状態の心因論に関する寄与. メラニー・クライン著作集3. 誠信書房, 東京, 1983.

14) Klein, M. (1940)：Mourning and its Relation to Manic-Depressive States. The Writings of Melanie Klein. vol.1. Hogarth Press, London, 1975. 森山研介訳：喪と躁うつ状態との関係. メラニー・クライン著作集3. 誠信書房, 東京, 1983.

15) Klein, M. (1946)：Notes on Some Schizoid Mechanisms. The Writings of Melanie Klein. vol.3. Hogarth Press, London, 1975. 狩野力八郎, 渡辺明子, 相田信男訳：分裂的機制についての覚書. メラニー・クライン著作集4. 誠信書房, 東京, 1985.

16) Klein, M. (1948)：On the Theory of Anxiety and Guilt. The Writings of Melanie Klein. Vol.3 Hogarth Press. London, 1975. 杉博訳：不安と罪悪感の理論について. メラニー・クライン著作集4. 誠信書房, 1985.

17) 松木邦裕 (2009)：精神分析体験：ビオンの宇宙. 岩崎学術出版社.

18) 松木邦裕 (2011)：不在論. 創元社.

19) 松木邦裕 (2017)：原光景. 精神分析の一語18. 精神療法 43(4)：565-572.

20) Prior, V. and Glaser, D. (2006)：Understanding Attachment and Attachment Disorders: Theory, Evidence and Practice. Jessica Kingsley Publishers. 加藤和生監訳：愛着と愛着障害. 北大路書房, 2008.

21) 岡田尊司 (2011)：愛着障害. 光文社新書.

●第30回日本思春期青年期精神医学会大会記録

# 一 般 演 題

## 摂食障害における「わかること」の意義*

### 石橋　大樹[1]

　摂食障害治療において「知っているけれどわからない」という状態によく遭遇する。心理療法においてKnowingは重要であるが，日本語においてこれは「知ること」と「わかること」に大別できる。知ることは対象を獲得し，わかることは対象の性質を区別することである。摂食障害の患者は，心の中で対象との交流をゆっくりと味わい，しっかりと噛みしめ，腑に落とすというわかることの体験が必要であり，さらにあらゆる取り入れを拒絶する重篤な患者の場合，まず取り入れても良い対象か悪いものかを区別・分けるという「原初的なわかること」という体験が必要であり，これらを支えることが治療者に求められるのだろう。

　本事例は嘘をつき，過食嘔吐を繰り返す20代の女性患者と，インテンシブな心理療法を行い，開始から3年半の後に中断したものである。治療過程の中でも様々な行動化が生じ，治療者は翻弄されていた。次第に患者も心の中で対象を区別し，眺めるという原初的なわかるという体験をしながら，一進一退の状態にあった。患者は幼少期の性的な外傷体験を少しずつ語りだしたが，遅刻や無断欠席あるいは面接中に居眠りをすることが続いた。治療者は激しい苛立ちを覚え，患者を注意するという治療者の行動化も生じた。面接中に居眠りをした患者は外傷体験そのものの夢を見て，ひどく混乱し，途中退室した。それから激しい行動化の末，面接は中断した。

　患者は知ったかぶりや嘘など知ることを避け，わかることを破壊してきた。面接過程の中で原初的なわかるという体験を通して，次第に自身を見つめるようになった。しかしわからないようにしてきた事実に面接室の中での夢を通して遭遇した。この夢の中で患者はどうしてよいかわからないという混乱を体験しながら，治療者から遠ざかってしまった。しかしそれと同時に治療者もまた患者の激しい行動化の中でのわからないことへの耐えられなさも中断の要因の1つと考える。

## 治療者への同一化を頼みとしながら対人恐怖心性を抱える青年期事例*

### 牧野　高壯[2]

　〔目的〕本発表では対人恐怖心性を苦に学生相談を訪れたクライエント（以下，Cl）が，治療者（以下，Th）との間で取りあげられることの難しかった情緒的課題について検討する。面接背景に見出される関係性に着目し，本事例の支援可能性について考察する。

　〔経過〕本事例Aは対人恐怖にまつわる症状

---

\* Two functions of knowing in eating disorders
[1] 可也病院
　〒819-1314　福岡県糸島市志摩師吉1200
　Hiroki Ishibashi：Kaya hospital

\* An adolescent case of anthropophobic tendency through reliance on identification with the therapist
[2] 北海道科学大学
　〒006-8585　北海道札幌市手稲区前田7条15丁目4-1
　Takamasa Makino：Hokkaido University of Science

を訴え，大学機関に設置されている心理相談を来談した男子大学生である。来談当初から，緊張が高まると他者との話がつらくなり，発汗恐怖や赤面恐怖がともなうことで，すっかり疲弊してしまう様子がうかがえた。対人関係で他者から揶揄されることや自らの特徴について指摘を受けることにAは過敏であった。継続した心理面接が実施されるようになると，大学生活において崩れていた調子は徐々に回復し，適応的にふるまう姿がみられるようになった。しかし，大学で他者と関わりを求められるような事態に出くわすたびに不安が現れ，Aの調子は浮きあがるようで沈滞するという展開であった。一方でAは面接で「楽な感じ」にThと話し，不安を漏らしても咎められない場所として過ごしていた。日常の中で他者へ尋ねることが憚れるのではないかと想像したことをThにAは尋ねるなどして，就職活動をこなすに至った。これに並行してAは身近に感じられる存在を頼りにすることで，一時的な不安や恐怖を解消する方法を用いていった。しかしある企業への内定が決まり，新入社員になる身として会社行事への出席などが佳境に差し掛かってくると，これらの方略は持続せず，Aは自我漏洩的な身体症状を呈した。これにThは動揺し，Aが口にする不安へ支持的に働きかけた。Aは卒業へと向かったが，Thとの別れについて敏感にとらえるようになっていった。Thとのやりとりから得た対処方法をつかいながら，卒業へと向かう。Aは最後にもう一度だけ面接を設けてほしい希望を抱きつつも，「やはり終わりにします」と口にして，終結に至った。

〔考察〕外界とのバウンダリーに脆さを持ちつつ，Thの言葉を取り入れようと努めるAと，それを支えようとするThの関係が展開した。Thへの同一化にてかりそめの姿をまとい，Aは日々を乗り切ろうとしていた。この同一化は現実適応を促す側面をもった一方，Thの万能感を刺激するに至ったとみることもできる。加えてThとClに生じるリアルな対人関係を否認する事態に影響したことも否めない。この見過ごされていく過程と支援の可能性について，考察を深めたい。

## 嘔吐恐怖の前思春期女児に対する入院治療*
―児童精神科病棟という空間を利用すること―

伊藤　一之[1]

〔目的〕子ども達の入院治療においては病理に応じて構造を設定し，取り決めを行っているが，成人に比べ病態水準が軽度でも，言語化が未熟で葛藤が容易に身体化，行動化され，投影同一化など原始的な防衛機制も用い，治療者側が振り回されてしまうことを経験する。しかし，それはしばしば子どもの病理を理解する契機となり，治療の転機となる。今回，嘔吐恐怖の前思春期女児の入院治療を通して，その展開した病理と病棟の役割について考察を加えて報告する。

〔経過〕小学校高学年の女児Aは吐くのが怖いと拒食，体重減少で入院し，嘔吐恐怖からの回避・制限性食物摂取症と考えられた。体重増加には抵抗なく，点滴や経管栄養をやめることに抵抗し「不安」「怖い」と訴えた。そのうち看護スタッフをめぐり他児と張り合い，経管栄養を受けたいと拒食し，Aの希望で自宅外泊を試みても「家は不安，病棟がいい」とすぐに帰棟してしまい母親を振り回した。面接での言語的なやり取りは限界があり，治療者は「わがまま」なAに対するいら立ち，治療が思うように進展しない無力感を抱いた。しかしそれはAがかつて家庭の事情により，幼少時から母親・祖

---

\* Inpatient treatment of a preadolescent girl with emetophobia: Usage of a space as the child-adolescent ward
[1] 静岡県立こども病院　こころの診療科
〒420-8660　静岡県静岡市葵区漆山860
Kazuyuki Ito : Department of Child and Adolescent Psychiatry, Shizuoka Children's Hospital

母を独占できず満たされない気持ちや，同胞葛藤が再現されたもので，先の見通しもなく閉鎖と開放ユニットを行き来して「うまく過ごせない」と困惑する姿は，Aの発達特性があったにせよ，依存と自立のはざまを揺れる思春期心性そのものと理解できた。病棟に抱えられながらAは成長し，「不安」の内容が次第に洞察，言語化され，不安そのものも軽減し退院に至り，家庭，学校で適応している。

〔考察〕本症例において児童精神科病棟は，1. Aの病理，家族関係を浮き彫りにし，2. 閉鎖ユニットにおける密な関わりが退行を促し受容を体験させ，3. スタッフや仲間との関わりを通してほどよい甘え方，対処スキルを身につけさせ，4. 閉鎖と開放ユニットの2つの空間を利用して「依存」と「自立」，後退と前進を繰り返しながら，思春期の葛藤を抱きつつ成長する場を提供した，といった役割を果たしたと考えられた。

## 記憶の繋がらない子ども達と繋がりを持つことはできるのか*
――精神科救急病院・児童心理治療施設・一般精神科病院でタッグを組んだ力動的取り組み――

堀川百合子[1)2)3)]　堀川　公平[1)3)]

　演者の勤務場所の一つである児童心理治療施設「社会福祉法人　筑後いずみ園」（以下，園）では，環境上の理由により社会不適応を来した20歳以下の子どもたちが，寮生活をしながら教育と心理治療を受けている。平成28年4月1日に福岡県からの移譲を受け開園して現在までに入所した5歳から17歳までの男児18名，12歳から15歳までの女児11名の計29名のうち，両親が揃っている児童は6名（20.7％）で，両親の離婚・再婚によって実の親がどちらか片方しかいない児童が16名（55.2％）と過半数で，両親が不在あるいは交流のない児童が7名（24.1％）も居る。児童29名の平均年齢は12.5歳だが，その年齢以前に約80％の児童が実親との別離を経験していることになる。

　児童の園への入所理由は親からの虐待，親や同胞への家庭内暴力，施設内暴力などさまざまで，それゆえ，園内では毎日のように破壊的な行動化が繰り返される。こうした行動化に対し，すでに20年以上前からMenninger型治療共同体を取り入れて実践をしているのぞえ総合心療病院（以下，のぞえ病院）をモデルとし，園でも様々な集団療法を始めた。

　乳幼児期からの虐待によるトラウマなど，直接園で引き受けることが困難な問題を抱える児童は，まずのぞえ病院での入院治療を経て園へ入所することもある。また，園生活の中で解決できないほどの破壊的衝動性が繰り返され，園の限界を超えそうな時には，のぞえ病院や久留米厚生病院（以下，厚生病院）へ入院させ，その後ある程度収まってから，再度園生活に戻すようにしている。こうした工夫により，園での集団の場に生活史上の課題が投げ込まれても，言語化を促し，限界設定をすることで，思春期に達した多くの子ども達は徐々に衝動のコントロールが可能となり，園での治療自体も進んで行く。

　当日は，重要な対象との安定した繋がりを持

---

\* Whether it is possible or not to have a therapeutic communication with the children who have only fragmentary memories because of their flashback of sexual abused experiences: Psychodynamic team approach together with psychiatric emergency hospital, psychiatric general hospital, and children's psychological treatment facility

1) 医療法人コミュノテ風と虹　のぞえ総合心療病院
〒830-0038　福岡県久留米市藤山町1730
Yuriko Horikawa, Kohei Horikawa：Legal Corporation of Medical Services Communauté Vent et Arc Nozoe Hospital

2) 医療法人光生会　久留米厚生病院
〒830-0052　福岡県久留米市上津町2072-306
Legal Corporation of Medical Services Koseikai Kurume Kosei Hospital

3) 社会福祉法人風と虹　筑後いずみ園
〒833-0034　福岡県筑後市下北島210
Legal Corporation of Social Welfare Services Vent et Arc-en-ciel Chikugo Izumien

ず，自分の思いに直面しない防衛として，あるいはフラッシュバックによる解離を頻発し，記憶が繋がらない子どもたちが繰り広げる人間関係に対して力動的チーム医療を児童心理治療施設に応用した経過と共に，精神科病院との連携を含めて報告し，今後の可能性や課題について考察する。

## 森田療法から見た母子関係の臨床*

黒木　俊秀[1]

1980～90年代に九州大学精神科と肥前療養所（現，肥前精神医療センター）において思春期青年期の臨床を学んだ演者は，西園，村田，および内村らに強く感化され，期せずして森田療法と精神分析的精神療法という二つの治療文化に浴しつつ経験を積んだ。同じ頃，皆川と北西らも両者の比較研究を行なっており，その成果にも多くを学んだ。そして，権威的な家父長制度を背景に創出されたかに見える入院森田療法が実はアジア的な母系家族を基盤にしていたことに注目するようになった。Freud, S.と同様，森田正馬も母親に溺愛されて育った人であり，その不安や葛藤の解決にも彼ら自身の養育史が深く関連していたと解釈されるのであった（北西，皆川ほか，2007）。本来，森田療法の良い適応となる人の多くは，人生早期の母子関係に痛みを遺している人ではない。むしろ，過剰に期待され，特別な子どもとして育てられた人たちである。村田（1987）が指摘した家族関係における森田機制は，母子が情緒的に深い繋がりがあることを示すものであろう。

臨床的には，外来治療において両親の役割を明確にすべく家族同伴面接を重視するようにな

り，不安症の思春期症例が示す退行に治療的意義を見出す経験を重ねた。さらに，親子がともに汗を流しながら言葉少なに作業に取り組む姿から，身体感覚のつながりとしての家族機能の回復が治療的な転機となりうるのではないかと考え，「家族が再び一体化する（没我）という幻想が青年のナルチシズムを充足させる」などと学会で発表したりしたが，今では汗顔の至りである。やがて，これらの経験は森田療法に特有のものではなく，思春期青年期症例に対する精神療法全般に共通するものであることを知った。

振り返ってみると，治療の成功例よりはむしろ失敗例にこそ，多くを学んできたように思う。実のところ，入院治療下に退行した症例に対する看護チームによる身体の触れ合いを重視した濃厚な関わりの意義をめぐっては，現在もなお結論を出せないでいる。入院治療には，そのプロセスに患者の身体感覚と言語の発達史を見立てたいと思う大きな誘惑がある。

## 不登校を抱える思春期ASD患者とのプレイセラピー*
——ウィニコットの視点から——

作山　洋子[2]　増尾　徳行[3]　館　直彦[2,4]

このたび演者は，不登校が数年にわたる思春期のASD患者とのプレイセラピーを経験した。その1年にわたる経過を提示し，治療者と患者

---

\* The maternal-child relationship from the viewpoint of Morita therapy
1) 九州大学大学院人間環境学研究院
〒812-8581　福岡市東区箱崎6-19-1
Toshihide Kuroki：Kyushu University Graduate School of Human-Environment Studies

\* Play therapy with an ASD patient at puberty with school refusal: From viewpoint of Winnicott theory
2) たちメンタルクリニック
〒543-0001　大阪府大阪市天王寺区上本町6丁目6-26
Yoko Sakuyama, Naohiko Tachi：Tachi Mental Clinic
3) 兵庫県立ひょうごこころの医療センター
〒651-1242　兵庫県神戸市北区山田町上谷上字登り尾3
Noriyuki Masuo：Hyogo Mental Health Center
4) 大阪市立大学大学院
〒558-8585　大阪府大阪市住吉区杉本3-3-138
Graduate School of Osaka City University

# 精神科児童思春期専門病棟における音楽療法の実践*
――バンド活動での関わりについて――

桜井 三月[1]　中 康[1]

〔目的〕関東中央病院児童思春期病棟で12月に行う患者（以下Pt）主体の発表会（以下望年会）において，毎年バンド希望者が多くみられた。しかし，職員が音楽の指導をするには限界があり，Ptの相互交流も薄いまま本番を迎えていた。3年前から勤務の音楽療法士（以下Mt）がPtの発達段階に沿って音楽療法（楽器活動等）を組み立てていた事から，バンドをその一環として行う事となった。Mtの関わりで練習方法や集団への働きかけが変化し，その結果Ptに心理的変化や相互交流がみられるようになった。一連の変化をMtの関わりと心理的影響の視点から考察する。

〔方法〕計12回のバンド活動を記録等から分析し検討する。対象6名（男子4名，女子2名），年齢14～17歳，診断は強迫性障害1名，適応障害4名，不安障害1名。Pt希望曲を選曲し，誰でも初回で演奏出来る楽譜をMtが作成し，発達段階や精神状態や楽器習得に沿って個別に書き換え難易度を上げていった。Ptと職員が全楽器の基礎をMtから習った後，好きな楽器を選択し練習を重ねた。練習後半にバンドを組んで合奏経験を積み重ね，最終的に望年会で発表した。

〔結果〕集団に入れず見学していたPtが，楽器への興味を糸口に音楽療法に参加し始めた。また，発言の無いPtが職員を介し発言するよ

とのあいだで起きたコミュニケーションのありようを，ウィニコット理論に基づいて考察する。

報告する事例は，10代の思春期女児である。Aは，X-3年から明確な理由がないまま学校に行けなくなった。そして，そのときにAは母親に連れられ，演者が勤務する精神科クリニックにやってきた。主治医からASDの診断を受けたAは，週1回30分の保険診療によるプレイセラピーを始めた。それから2年後，前任者の退職に伴い，演者がAを担当することになり，プレイセラピーを引き継いだ。

プレイを始めた当初，Aは，かくれんぼや「試練の冒険」と称する，身体運動を主とする遊びを繰り返した。演者は彼女の動きについていくほかなく，一緒に遊んでいる，という感覚が得られずにいた。また，Aと演者とのことばのやり取りは，イラストの横に書いた台詞を互いに声に出して読む，というものだった。そして前回のプレイを彼女が覚えていることはほとんどなかった。イラストを介した台詞による会話を続けていくと，3カ月経ったころからAは，「ワニンダーランド」という空想の世界を展開させるようになった。演者は，Aの空想が展開していくように，ことばを選んで介入を試みていった。やがて，演者とAは，互いにニックネームで呼び合うようになった。身体運動やイラストの台詞は，必要なくなっていた。そして空想の世界での遊びは，シリーズとなっていった。プレイを始めて半年が経ったころ，待合にいるAが，演者を見つけては手を振るようになった。そして，1年になるころ，学校で演者のことを説明する必要があると言って，Aは演者に「名前を教えて」と言ってきた。

プレイを通じて，Aは，演者を自他の区別がない状態で用いていたところから，他者として認識するようになったものと考えている。

---

\* Music therapy in the psychiatric adolescent ward: The use of band activities as a therapeutic intervention
1) 公立学校共済組合　関東中央病院精神科
〒158-8531 東京都世田谷区上用賀6-25-1
Mitsuki Sakurai, Yasushi Naka：Kanto Central Hospital of the Mutual Aid Association of Public School Teachers, Department of Psychiatry

うになり，練習を重ねるうちにPt同士で教え合っていった。更に，自ら課題を設定し練習していた。望年会当日は互いの音を聴き合い視線を合わせる等の交流と，Mtから習った以上のアレンジ演奏が観察された。

〔考察〕音楽をする空間は言葉を必要としない安心できる交流場所となり，言語的やりとりへの不安が強いPtの集団参加を促す効果があった。個々に対して楽譜や関わりを変えた事がPtの興味の幅と可能性を広げ，その結果技術的に向上し自主性も増した。演奏の上達が自己評価を高め，自信に繋がり，相互交流が深まった。以上によりバンド活動は，思春期Ptの発達課題の解決を促進する場となり，バンドに挑戦する気持ちや他者と音楽を共有したい気持ちに寄り添いつつ，実現していく時間となった。

## 自殺企図で入院した女子中学生の両親に対する親ガイダンス

中　康[1]

〔目的〕自殺企図で入院した中学生女子の両親に対して，親ガイダンスを行った。当初は，母親が強い治療抵抗を示したが，親ガイダンスの意味を再確認できた後は，子どもに対する発達促進的な環境を整える方向の相談が進んだ。その経過を報告し，考察を加える。

〔症例提示〕中学生女子Gの両親。

初診時問題点；長女の自殺企図

背景；Gと両親の3人家族。父親はすぐ切れて手が出る。母親は母方祖父から暴力を受け，親に主張をせず10代からうつ状態。Gは夜泣きがひどく，母親は子育てが辛い時はトイレや押し入れにこもり飛び降りようかと思っていた。Gは中学で周りから認められようと異性関係を誇示したが，いじめられ孤立し，希死願望が出現。年上男子に嫌われないよう身体接触を許していたが，母親に受け止められていないと感じ自殺企図をして入院。

親ガイダンスの経過；Gに性的内容のテレビ番組を見せるか否かで両親の意見が食い違うが，母親がその翌回に欠席し，その後大量服薬。Gに「面会したくない」「帰って来るなら自殺する」との発言があったが，いずれ退院するGへの対応の相談なら可能とを伝え続けたところ，親ガイダンスの意味を再確認することができた。その後は，川の字で寝ていた寝室構造の変更と子ども部屋の確保について，落ち着いたやりとりが可能となった。Gとの面会を経て外泊が始まると，両親ともに，自室にこもるGが何をしているかの心配から疲労と寂しさを味わった。そして父親が家事について母親に協力するようになり，登校開始後は，両親の寝室で横になるGに，母親がごく自然な声がけをしたところ自室に戻るようになり，Gと両親との物理的・心理的距離が保たれるようになった。

〔考察〕思春期の入院患者の両親に対する親ガイダンスは，親の子どもへの関わりが発達阻害的なものから発達促進的なものとなるよう促す機能をもつが，それは同時に入院治療に対する親の抵抗を克服し治療構造を維持する機能をも含んでいる。その際に，親の発する退行的なメッセージに流されずに，思春期の子どもへの発達促進的な関わり方を提示し続けていくことが重要であると考える。

---

\* Parent guidance to the parents of a female adolescent who committed suicide attempt

1) 公立学校共済組合　関東中央病院精神科
〒158-8531 東京都世田谷区上用賀6-25-1
Yasushi Naka：Kanto Central Hospital of the Mutual Aid Association of Public School Teachers, Department of Psychiatry

# 不安と罪悪感から互いに離れられない母娘関係への母親ガイダンス
――助言ケースワークから準洞察療法の親ガイダンスを活用して――

仲谷 隆[1) 2)]

〔目的〕皆川（2003）は親ガイダンスの適応を述べているが，自身の困難を抱えつつもガイダンスを利用する親は少なくはない。Chethik（1976）は親子関係の無意識的課題を扱うために親への洞察を促すプロセスを述べ，親ガイダンスを準洞察療法として，単なる助言と個人精神療法の中間領域と位置付けている。この中間領域の技法も用いて母娘共に前進した事例を経験したので発表する。

〔事例概要〕15歳女子，主訴は不登校。未熟児で生まれてすぐに治療を受けた。1歳で母親が父方祖母の介護に追われ，3歳で父親の浮気から母親が不安定になった。小学校より体の弱いAを母親と母方祖父が陸上でコーチの様に鍛えた。高学年より女子グループに入れず，中学入学前後より父親と二人きりで外出して寝室を共にするようになった。中2から不登校気味になり，中3夏に下級生に陸上で追い詰められて意欲低下してさらに不登校となり，th.の元を訪れた。

〔経過〕隔週で親ガイダンスを開始し，世代間境界を作ること促した。Aは母親と共にケーキや料理を作るようになり，夫婦は寝室を共にするようになった。Aの希望で受診開始した児童思春期精神科で，母親は女性主治医から責められると感じて不安定に。Th.はAの主治医と電話で話し合い，母娘の難しい分離の課題に気づかされた。次回，面接の継続と分離を促すことを母親と確認した。母親自身が祖父母から離れられず，Aを未熟児で出産した罪悪感が語られ，母娘関係への影響が内省された。またAに彼氏ができたことを巡り，母親自身の依存と葛藤への洞察が進んだ。th.が母親の取り組みを支持することも加わって，母親はAの成長発達を見守れるようになった。

〔考察〕助言と母親の洞察により母娘の分離を促せた。準洞察療法で強まる母親自身の転移や退行を制限するため，常にAとの関係の文脈だけでなく，父親および両親(夫婦)の役割を扱い続けた。そのため親自身の課題に間接的に触れながらも，治療同盟を継続して親ガイダンスを活用できたと考える。

---

\* Parent-guidance for mother-daughter relationship who has difficulty separating from each other due to anxiety and guilt: Using parent-guidance from advice/casework to limited insight therapy
1) 医療法人社団東華会 北条クリニックおおの/はしもと
 〒252-0303 神奈川県相模原市南区相模大野7-5-19
 Yutaka Nakatani：Medical Corporation Toukakai Houjou Clinic Oono/Hashimoto

◆ 原 著 ◆

# 実態調査からみるひきこもり地域支援センターの現状と課題

草野　智洋*

抄録：厚生労働省が都道府県と政令指定都市（以下，政令市）に設置を進めているひきこもり地域支援センターを対象に調査を実施し，その現状と課題を明らかにした。39カ所のセンターのうち26か所から回答を得た。相談件数や事業の実施回数などはセンターごとのバラつきが非常に大きく，ひきこもり地域支援センターという同一の名称であっても，その実態はそれぞれのセンターごとに全く異なっていることが示された。政令市と都道府県では回答の傾向が異なり，政令市は都道府県に比べると課題や問題を感じている程度が低かった。都道府県では，担当エリアが広すぎることや，広いエリアの中の特に地方部において，利用できる社会資源が不足していることに困難を感じていた。マンパワー不足という問題は両者に共通していた。個別相談の次の段階として複数の人と関わることのできる居場所が不足していることも，課題として挙げられていた。

**Key words**：ひきこもり，ひきこもり地域支援センター，地域格差，居場所

## Ⅰ．問題と目的

ひきこもり地域支援センター（以下，センター）とは，2009年度に開始された厚生労働省のひきこもり対策推進事業の一環として各都道府県・政令指定都市（以下，政令市）に設置することが求められている，ひきこもりに特化した第一次相談窓口である[9]。2016年末時点では45の都道府県と19の政令市に68カ所のセンターが設置されている。

ひきこもりという問題は，1990年代後半から斎藤[16]や塩倉[19]などによってその存在が指摘され，2002年から2003年にかけてNHKが啓発キャンペーンを行った[13]ことで，広く一般に知られるようになった。この時期に，必ずしも統合失調症などの精神疾患が原因でなくとも，他者と一切の関わりを持たないひきこもり状態で暮らしている者（いわゆる「社会的ひきこもり」）が多数存在していることが注目された[16]。

当時，こうしたひきこもりの支援を中心的に行っていたのは，それ以前から不登校の支援を行っていた民間のフリースクールやフリースペースであった。それに対して，厚生労働省は

Community support centers for *Hikikomori*: Conditions and problems

*　静岡福祉大学社会福祉学部
　〒425-8611　静岡県焼津市本中根549-1
　Tomohiro Kusano, PhD：Department of Social Welfare, Shizuoka University of Welfare

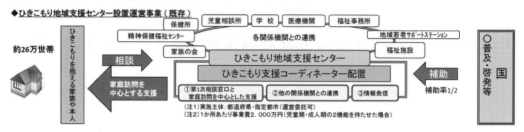

図1 ひきこもり地域支援センターの概念図[9]

精神保健福祉センターや保健所で行政としてひきこもり支援を行うという方針を打ち出し，2003年にひきこもりに関する初めてのガイドライン[7]を作成した。

精神保健分野で非精神病性のひきこもりの支援が行われ始めた一方で，2004年頃から「ニート」という概念が広く知られるようになってきた。ニートとは「働こうとしていないし，学校にも通っていない。仕事に就くための専門的な訓練も受けていない，英語の"Not in Education, Employment, or Training"の頭文字（NEET）」である[1]。ニート支援事業の中心は，厚生労働省が民間団体に委託して行っている「地域若者サポートステーション」であり，支援の最終目標は「就労」に設定される。このような流れの中で，ひきこもり支援はニート支援という若者就労問題へと移行していった[10]。

非精神病性のひきこもり支援のゴールとして就労を目指すという流れが主流になる中で，厚生労働省は2010年に再びひきこもりに関するガイドライン「ひきこもりの評価・支援に関するガイドライン」[6]を発行した。新しいガイドラインでは，ひきこもりの定義として，あえて「確定診断がなされる前の統合失調症が含まれている可能性は低くないことに留意すべきである」という留意事項が述べられている。精神科医の井上[3]や近藤[8]は，非精神病性のひきこもりが過剰に注目されることによって精神疾患を背景としたひきこもり状態の人への適切な精神医学的治療が見過ごされることの危険を指摘しており，新しいガイドラインの策定にはこうした精神科医らの問題意識が影響を与えたと考えられる。

さらに，ひきこもりという問題は上述した精神保健・就労・医療に加えて教育や福祉など多くの領域にまたがった援助が必要となる場合があり，多機関の連携によるコミュニティ・ケアが求められている[5]。しかし，当事者や家族にとっては，自分がどの機関でどのようなサービスを受けることが最も適切であるかを自ら判断するのは困難である。そうした当事者や家族にとってわかりやすい最初の相談窓口となることが，センターに求められている役割である。そこから，センターを要とした関係機関のネットワークによる支援を行うことで，それぞれの当事者や家族にとって最適なサービスを提供する。

各センターには2名以上の「ひきこもり支援コーディネーター（以下，コーディネーター）」が配置され，このうち1名以上は社会福祉士，精神保健福祉士，臨床心理士等の専門職であることとされている。コーディネーターは，当事者や家族からの来所や電話による相談に加え，家庭訪問を中心とする支援を行う。さらに，ひきこもりの予防や対策のために必要な情報を地域に提供することも，センターに求められている役割である（図1）。

全国にセンターの設置が進んでいることは，ひきこもり支援における大きな前進であるが，実際の運営に当たっては問題点や課題も存在していると考えられる。

　先行研究から想定される一つ目の問題点は，第一次相談窓口であるセンターが連携することのできる資源の不足である。センターは，まず最初に相談を受け付け，アセスメントを行い，訪問や居場所や就労支援など，それぞれの利用者に応じて適切なサービスを行う機関を紹介する。しかし，西元の調査では，95％のセンターが「使える制度や資源が少ない」と回答している[14]。多機関ネットワークによる支援が効果的に行われるためには，第一次相談窓口だけではなく，そこから連携できる第二次，第三次となる資源が十分に整備されている必要があるが，その点が不十分である可能性がある。

　二つ目の問題点は，厚生労働省の方針と当事者のニーズのギャップである。厚生労働省の「ひきこもり関連施策」には，センターは「家庭訪問を中心とする支援」を行うと記載されており，訪問による支援が重視されている[9]。しかし，境によるひきこもりの当事者と家族を対象とした調査によれば，訪問は家族からのニーズは非常に高いが，当事者からのニーズは必ずしも高くない支援方法であることが示されている[17]。

　武藤と渡辺は，家族のみのニーズによって訪問を行い，支援が失敗に終わった例を報告している[12]。「ひきこもりの評価・支援に関するガイドライン」でも，訪問は「有効な支援方法の一つ」とされながらも，「人的・時間的コストを要する支援法であり，重大な弊害が生じる可能性もある」と述べられている[6]。訪問は，ひきこもり支援の定型のように一律に行うのではなく，その効果とリスクをケースごとにアセスメントしたうえで行われる必要がある。

　一方，当事者からのニーズが高いのが，居場所による支援である[17]。居場所による支援は，治療や訓練を目的とした支援に比べてその意義が理解されにくい。しかし，近年ではひきこもり支援としての居場所の意義についての研究が進んでいる[1, 2, 15]。「ひきこもりの評価・支援に関するガイドライン」においても，個人療法や家族支援を中心とする「個人的支援段階」の次の段階として，集団療法や居場所の提供を中心とする「中間的・過渡的な集団との再会段階」という段階が想定されている[6]。このことからも，第一次相談の次の段階として，居場所による支援を拡充させていくことが望まれる。

　現時点で上記のような課題や問題点が想定されるが，本研究の目的は，実際にセンターで業務を行っている職員はどのような課題や問題点を感じているかを明らかにすることである。そのため，全国のひきこもり地域支援センターを対象とした調査を行った。

## II．方　　法

### 1．調査対象

　2014年1月時点で設置されていた全国39カ所のひきこもり地域支援センターで，実際に当事者や家族の支援にあたっている職員。

### 2．調査実施方法

　調査は2014年1月から3月までの間に郵送法にて行った。結果の公表に際しては，回答者個人や回答した機関が特定されることのないよう配慮することを，フェイスシートに明記した。

### 3．調査票の構成

　調査票は，以下の項目から構成されている。
1) 基礎項目
　センターの設置自治体，相談件数，就労支援実施の有無，ひきこもり当事者の年齢構成について尋ねた。

相談件数として，①面接相談，②電話相談，③メール相談，④訪問相談については2013年4月から12月までの1カ月あたりの件数を尋ねた。⑤当事者のための居場所，⑥家族会・家族教室については，個別相談ほど頻繁に行われていないことが想定されたため，2013年度1年間の実施回数（予定も含む）を尋ねた。

2）支援担当者について

センターでひきこもり支援を行うコーディネーターの人数（正規，非正規ごと）と所持している資格について尋ねた。

3）他機関との連携について

2013年4月から12月までの間に他機関に紹介したケースの件数と，紹介ケースと継続ケースの割合を尋ねた。

4）センター運営上の問題点や課題

西元[14]を参考にセンター運営上の問題点や課題として考えられる13の質問を作成し，4件法（4：当てはまる，3：どちらかといえば当てはまる，2：どちらかといえば当てはまらない，1：当てはまらない）で回答を求めた。回答をそれぞれ4点から1点までの得点とし，点数が高いほどそれらの質問に対して当てはまると考えられていることを意味する。

5）自由記述

その他，センター運営における現状の問題点と課題を抽出するため，職員が日々の業務の中で感じていることを自由に記述してもらった。

## Ⅲ．結果と考察

調査ではほとんどの質問に対して回答のバラつきが非常に大きく，「ひきこもり地域支援セ

表1　相談件数と実施回数（都道府県 $N=15$）

| | 面接 | 電話 | メール | 訪問 | 居場所 | 家族会 |
|---|---|---|---|---|---|---|
| 平均値 | 31.4 | 39.5 | 2.1 | 0.9 | 14.7 | 9.9 |
| 標準偏差 | 28.6 | 45.1 | 3.3 | 1.4 | 15.1 | 9.3 |
| 範囲 | 0〜120 | 3〜179 | 0〜12 | 0〜5 | 0〜48 | 0〜29 |

表2　相談件数と実施回数（政令市 $N=9$）

| | 面接 | 電話 | メール | 訪問 | 居場所 | 家族会 |
|---|---|---|---|---|---|---|
| 平均値 | 111.3 | 133.4 | 1.6 | 17.0 | 94.5 | 15.8 |
| 標準偏差 | 136.9 | 247.6 | 2.1 | 10.6 | 74.2 | 15.6 |
| 範囲 | 13〜465 | 11〜786 | 0〜6 | 0〜36 | 0〜239 | 2〜53 |

ンター」という同一の名称であっても，その実態はそれぞれのセンターごとに大きく異なることが示された。そのため，表1と表2では，回答の平均値と標準偏差だけでなく，最小値から最大値までの範囲を示す。また，都道府県と政令市の回答では，一定の傾向に基づく違いがみられたため，それぞれ別の表に示す。

### 1．基礎項目

1）回答が得られたセンターの属性

調査時点で存在していた全国39カ所のセンターのうち24カ所のセンターから回答が得られた（回収率：61.5％）。内訳は，都道府県のセンターが23カ所中15カ所（回収率：65.2％），政令市のセンターが16カ所中9カ所（回収率：56.3％）であった。

2）相談件数

都道府県のセンターと政令市のセンターそれぞれについて，各種相談件数の平均値，標準偏差，範囲（最小値と最大値）を表1，2に示す。センターごとのばらつきが非常に大きく，件数の多いセンターと少ないセンターとでは100倍以上の開きが見られた。メール，訪問，居場所，家族会は一度も行っていないセンターも存在した。面接相談を中心に行っているセンターが大半だが，なかには面接相談を行わず電話相談のみで対応しているセンターも存在しており，センターによって運営方針にも大きな違いがある

ことが明らかになった．

概して，政令市のセンターのほうが都道府県のセンターよりも相談件数が多かった．

3）就労支援

就労を直接の目標とした支援を行っていたのは，都道府県では15カ所中2カ所（13.3％），政令市では9カ所中5カ所（55.6％）であり，都道府県と政令市で大きな差がみられた．就労支援の具体的な内容として最も多く挙げられていたのは，「就労支援機関への同行」（4件）であり，心理的な支援から就労支援へのつなぎの役割をセンターが果たしていることが示された．

4）当事者の年齢

都道府県と政令市のそれぞれについて，ひきこもり当事者の年代ごとの面接相談件数（月平均）と，各年代の割合を表3，4に示す．

相談件数はいずれの年代においても政令市のセンターのほうが都道府県のセンターよりも多かった．一方，当事者の年代の割合については相談件数ほど大きな差はみられず，両者とも20代が最も多く，次いで30代が多かった．しかし，都道府県と政令市のいずれにおいても40代以上の当事者が1割以上存在しており，ひきこもりは思春期青年期のみの問題という捉え方はもはやできなくなってきていることが示された．

### 2．支援担当者について

都道府県と政令市のそれぞれについて，正規雇用と非正規雇用のコーディネーターの人数を尋ねた．都道府県のセンターに在籍するコーディネーターの平均人数は，正規が2.3名，非正規が2.6名であった．一方，政令市のコーディネーターの平均人数は，正規が5.4名，非正規が3.0名であった．

資格を持つコーディネーターの人数は，都道府県では精神保健福祉士が平均1.0名，臨床心理士が平均0.7名，社会福祉士が平均0.5名であった．同じく政令市では精神保健福祉士が平均1.7名，社会福祉士が平均1.1名，臨床心理士が平均1.0名であった．

都道府県は担当する範囲が広いにもかかわらず，コーディネーターの総数も資格をもつ人数も，政令市より少ないことが示された．

### 3．他機関との連携について

2013年4月から12月にかけてセンターから他機関に紹介したケースの件数を尋ねた．都道府県では平均65.8件，政令市では平均50.8件であった．平均では都道府県の方が政令市よりも紹介件数が多いが，都道府県では最も多いセンターが1年で856件のケースを他機関に紹介しており，その影響で平均値がつり上がっている．

次に，他機関に紹介したケースと，センターで継続相談を行っているケースの割合を尋ねた．各センターの平均では，都道府県では紹介が43.5％，継続が46.8％であり，政令市では紹介が39.4％，継続が53.5％であった．

このように，平均すると都道府県と政令市で大きな差は見られないが，個別のセンターごとの違いは著しく，ほとんど全てのケースを他機関に紹介しているセンターもあれば，逆にほと

表3　年代別の面接相談件数（月平均）と各年代の割合（都道府県 N=15）

|  | 10代 | 20代 | 30代 | 40代 | 50代以上 |
|---|---|---|---|---|---|
| 相談件数 | 5.1 | 14.6 | 7.7 | 3.3 | 0.7 |
| 割合 | 12.1％ | 44.6％ | 25.9％ | 14.7％ | 2.6％ |

表4　年代別の面接相談件数（月平均）と各年代の割合（政令市 N=9）

|  | 10代 | 20代 | 30代 | 40代 | 50代以上 |
|---|---|---|---|---|---|
| 相談件数 | 26.4 | 57.2 | 19.2 | 6.7 | 1.8 |
| 割合 | 18.3％ | 44.6％ | 23.1％ | 11.5％ | 2.5％ |

んど全てのケースを自機関で継続的に支援しているセンターも存在していた。

厚生労働省の概念図に従えば，センターは第一次相談窓口という性質上，他機関へ紹介するケースが多くなることが予想される。しかし，他機関に紹介する件数もセンターごとのばらつきが非常に大きく，センターを第一次相談窓口とした地域連携による支援というモデルが，必ずしも全てのセンターには当てはまっていないことがうかがわれた。

### 4. センター運営上の問題点や課題

センター運営上の問題点や課題として考えられる13の質問に対する回答の得点を表5に示す。4点満点で，点数が高いほどそれらの質問に対して当てはまると考えられていることを意味する。

総じて政令市のセンターに比べて都道府県のセンターの方が得点が高く，職員の困り感としては都道府県のセンターのほうが大きいことが示された。「マンパワーが足りない」という項目は，都道府県と政令市の両者で得点が高くなっており，あらゆるセンターに共通の課題であると考えられた。

都道府県と政令市で得点に大きな差が見られた項目は「担当エリア内に利用できる機関が少ない」（都道府県：2.67，政令市：1.67），「担当エリアが広すぎる」（都道府県：3.33，政令市：2.22），「地域によって資源の格差が大きい」（都道府県：3.53，政令市：2.75）であった。

センターから紹介・連携できる機関は都市部に偏っており，地方部には不足していることが考えられる。そのため，広いエリアを担当する都道府県のセンターでは，政令市においてはそれほど困らない連携先の不足という問題に困難を感じていた。

### 5. まとめ

最後に，日々の業務の中で感じている課題や問題点を自由記述形式で尋ねた。得られた回答の一部をカテゴリーに分類し，表6に示す。

以下，自由記述の内容とそれまでの質問への回答から浮かび上がってきた課題を，短期的なものと中長期的なものとに分けて論じていく。

短期的に解決できそうな課題としては，政令市のセンターのマンパワー不足が挙げられる。政令市のセンターは，マンパワー不足を除いて職員が感じている問題や課題の程度は低い。相談件数は多く，相談への対応や利用できる資源の不足に困っているわけでもないため，マンパワー不足さえ解消されれば，充実したひきこもり支援が展開されることが期待される。公刊さ

表5 センター運営上の問題点や課題

| | 都道府県 ($N=15$) | | 政令市 ($N=9$) | |
|---|---|---|---|---|
| | 平均値 | 標準偏差 | 平均値 | 標準偏差 |
| 相談申し込み件数が少ない | 1.93 | 1.06 | 1.33 | 0.47 |
| 相談者への対応方法がよくわからない | 1.53 | 0.62 | 1.56 | 0.50 |
| 相談が中断しやすい | 2.00 | 0.63 | 2.33 | 0.82 |
| 改善が見えにくい | 3.00 | 0.82 | 2.33 | 0.82 |
| 家族相談から本人相談につながらない | 2.93 | 0.77 | 2.44 | 0.83 |
| 他機関との連携が不十分である | 2.33 | 0.79 | 2.11 | 1.10 |
| 担当エリア内に利用できる機関が少ない | 2.67 | 0.94 | 1.67 | 0.82 |
| 担当エリアが広すぎる | 3.33 | 0.79 | 2.22 | 1.03 |
| 地域によって資源の格差が大きい | 3.53 | 0.50 | 2.75 | 0.97 |
| マンパワーが足りない | 3.27 | 0.85 | 3.22 | 0.92 |
| 予算が足りない | 3.07 | 0.85 | 2.78 | 1.03 |
| 支援担当者の精神的負担が大きい | 2.93 | 1.00 | 2.33 | 1.05 |
| 支援担当者の入れ替わりが激しい | 2.33 | 0.87 | 1.89 | 0.87 |
| 平均得点 | 2.68 | 0.31 | 2.22 | 0.46 |

表6　自由記述の内容

〈他機関との連携に関する問題〉
● 教育系の相談機関，サポートステーション，医療，司法との連携の必要性。
● 市町村と都道府県の役割分担を明確にする必要性。
〈情報共有の問題〉
● 厚生労働省と内閣府の縦割りにより情報が共有しにくい。
● 個人情報の面から連携を図るのに時間を要したり連携が図れないケースがある。
〈地域間格差の問題〉
● 遠隔地のケースでは十分な関わりができない。
● 田舎に住んでいる方は社会資源に恵まれていない。
〈個別相談の次のステップとなる資源の不足の問題〉
● 相談窓口は整備されてきてはいるが，次のステップである居場所，集団支援，就労支援の資源はまだまだ乏しい。
● 障害福祉サービスを弾力的に運用することで，ひきこもり当事者が利用できる資源を増やしていく取り組みが必要。
〈就労に関する問題〉
● ひきこもりからの回復＝就労や自立，というゴール設定は現実的には難しい（特に40代以降の人）。
● ひきこもり期間が長引くと中間的就労の場や自立塾のような社会資源が必要。
〈訪問支援に関する問題〉
● どういったケースが訪問支援の対象となるのかが不明確。
● 「家庭訪問を中心とするアウトリーチ支援」に縛られてしまうと他の活動が苦しくなる。
〈予算・人員の問題〉
● コーディネーターの労働条件が不安定なため長期就労は無理な職場となり，経験の蓄積が生まれない。
● 変化が起きにくく，絶対的な方法がないひきこもり支援において，職員も疲弊しやすい。職員支援の必要性。

れている資料からも，横浜市ではひきこもり・社会参加・就職活動という3つの段階の支援が多機関連携により途切れなく行われていることが報告されている[20]。

都道府県のセンターでは，その都道府県の中の地域によって問題が異なることが示唆された。政令市ではなくても社会資源が充実している地域であれば，マンパワーの範囲内で政令市と同様の支援を展開することが可能であろう。

一方，中長期的に大きな課題となることが予想されるのは，都道府県の中でも社会資源の少ない地方部である。そのような地域では，第一次相談窓口としてのセンターがあっても，そこから繋ぐことのできる資源が足りていない。特に，居場所支援のできる資源の不足については，複数のセンターから指摘されていた。各センターでの居場所支援を充実させていくことに加えて，自立支援制度の利用や障害者福祉サービスの弾力的な運用などによって，必ずしもひきこもりに特化しているわけではない地域の資源も，ひきこもり支援の資源として活用していくことが望まれる。

マンパワー不足という共通の問題は存在するものの，むしろ本調査によって明らかになった課題は，地域による社会資源の格差であり，それぞれの地域ごとやセンターごとによって，行われている支援の規模や職員の感じている問題の程度が大きく異なるという実態であった。このことから，センターを要とするひきこもり支援の中長期的な課題は，利用できる社会資源の乏しい地域でどのように支援を展開していくかであると考えられる。

また，行政による大規模な活動にもかかわらずひきこもり支援対策が十分でないことの背景の一つとして，エビデンスに基づく研究的なアプローチが十分でないことが考えられる。「ひきこもりの評価・支援に関するガイドライン」[6]でも，今後の課題として臨床的研究による質の高いエビデンスの必要性が指摘されていたが，その後もCRAFTプログラムなどの特定の介入技法の効果検討[18]を除いては，エビデンスに基づくひきこもり支援の研究はほとんど行われていない。センターの活動を今後さらに発展させるためにも，福祉や心理学領域だけでなく，医学領域も含めた大学等との連携による研究の推進が求められる。

　特に，近年は海外でもひきこもりケースの報告[4]がなされており，日本のセンターの活動は海外での対応のモデルケースにもなりうる。国内の取り組みは国際的にも注目されており，本研究をもとにした改革が求められる。改善のポイントとしては，全国のセンターの独自性を尊重しつつも，全国的に一定水準のサービスを提供するという意味で，共通プログラムの導入の必要性も考えられる。全国のセンターが連携して各センターの困難を共有し，打開策を見出すとともに，エビデンスに基づくひきこもり支援の方法を普及させるモデルが必要である。

　なお，2014年から2016年の間にセンターの数が39カ所から68カ所へ急増したことなど，センターによるひきこもり支援のあり方は，日々発展し続けている。ここで述べたことはあくまでも2014年1月から3月までの間に行われた調査結果に基づくものであることは，留意しておく必要がある。

### 謝　辞

　多忙な業務の中で本調査にご協力くださったセンター職員の皆様，調査票作成から論文執筆まで貴重なご助言をくださった静岡大学の荻野達史先生に，心より感謝申し上げます。

### 文　献

1) 玄田有史，曲沼美恵：ニート —フリーターでも失業者でもなく．幻冬舎，東京，2004.
2) 花嶋裕久：ひきこもりの若者の居場所と就労に関する研究．心理臨床学研究 29(5): 610-621, 2011.
3) 井上洋一：大学の学生相談の現状．思春期青年期精神医学 15(2): 175-180, 2005.
4) 加藤隆弘，Alan R. Teo，館農勝 et al.：社会的ひきこもりに関する日本，米国，韓国，インドでの国際共同調査の紹介．臨床精神医学 44(12): 1625-1635, 2015.
5) 清田晃生：ひきこもりのコミュニティ・ケア．医学のあゆみ 250(4): 249-253, 2014.
6) 国立国際医療研究センター国府台病院：ひきこもりの評価・支援に関するガイドライン．2010.
7) 国立精神・神経センター精神保健研究所社会復帰部：10代・20代を中心とした「ひきこもり」をめぐる地域精神保健活動のガイドライン——精神保健福祉センター・保健所・市町村でどのように対応するか・援助するか．2003.
8) 近藤直司：青年期ひきこもりケースと「ひきこもり」概念について．精神科治療学 21(11): 1223-1228, 2006.
9) 厚生労働省：ひきこもり関連施策．厚生労働省ホームページ．2013. 〈http://www.mhlw.go.jp/bunya/seikatsuhogo/dl/hikikomori01.pdf〉（2015年2月20日閲覧）
10) 工藤宏司：ゆれ動くひきこもり．荻野達史，川北稔，工藤宏司ほか編著：「ひきこもり」への社会学的アプローチ，48-75．ミネルヴァ書房，京都，2008.
11) 草野智洋：民間ひきこもり援助機関の利用による社会的引きこもり状態からの回復プロセス．カウンセリング研究 43(3): 226-235, 2010.
12) 武藤清栄，渡辺健：支援するカウンセラー

の課題．宗像恒次，武藤清栄編：ニート・ひきこもりと親，118-134．生活書院，東京，2008．

13) NHK「ひきこもりサポートキャンペーン」プロジェクト編：hikikomori@NHKひきこもり．NHK出版，東京，2004．

14) 西元祥雄：ひきこもり支援におけるケアマネジメント・プログラム導入の検討──ひきこもり地域支援センターの実態調査を踏まえて．社会福祉学52(4)：80-91, 2012．

15) 荻野達史：ひきこもり もう一度人を好きになる．明石書店，東京，2013．

16) 斎藤環：社会的ひきこもり──終わらない思春期．PHP研究所，東京，1998．

17) 境泉洋：「引きこもり」の実態に関する調査報告書⑥ NPO法人全国引きこもりKHJ親の会における実態 「引きこもり地域支援センター（仮称）」に望む支援．2009．

18) 境 泉洋，平川沙織，野中俊介ほか：ひきこもり状態にある人の親に対するCRAFTプログラムの効果．行動療法研究41(3)：167-178, 2015．

19) 塩倉裕：引きこもる若者たち．ビレッジセンター出版局，東京，1999．

20) 内田太郎：ひきこもりの若者への地域での支援活動の現状と課題．公衆衛生77(6)：456-460, 2013．

## COMMUNITY SUPPORT CENTERS FOR *HIKIKOMORI*: CONDITIONS AND PROBLEMS

TOMOHIRO KUSANO

(Department of Social Welfare, Shizuoka University of Welfare)

**Abstract**: This research has investigated community support centers for *Hikikomori*, established by the Ministry of Health, Labor and Welfare in prefectures and ordinance-designated cities. The respondents to the questionnaire survey used in this study comprised 26 support centers from a total of 39. Results of the survey indicated that the extent of counseling and number of services provided differed depending on the support center, even though all these centers are termed as support centers. The responses between the support centers in ordinance-designated cities and those in the prefectures differed. The support centers in prefectures experience greater difficulty than those in cities; this is because their territory is too large and rural areas of large territories lack community resources. Further, they face a shortage of manpower. Moreover, there is a lack of space for a gathering (ibasho), involving more than one person, after individual counseling.

**Key words**: *Hikikomori, community support centers for Hikikomori, regional difference, space to gather*

# 防衛の分析
―― Anna Freud の臨床実践と臨床観察 ――

柴田　恵理子*

## I. はじめに

　この小論では自我の防衛機制（防衛の何を見ているかによって，防衛作用，防衛活動，防衛過程という用い方もある）とその分析について，Anna Freud の 1936 年出版の著書『自我と防衛機制』，及び 1985 年に出版された，1972 年から 73 年に Joseph Sandler を議長としてなされた議論 "The Analysis of Defense: The Ego and the Mechanisms of Defense Revisited" に基づいて，Anna Freud の著述や症例を多く引用して概説する。なお，1965 年出版『児童期の正常と異常』を参考書とした。

### 1. パーソナリティ構造（エス，自我，超自我）の視点

　Anna Freud（1895-1982）は著書『自我と防衛機制』（1936）において，前思春期・思春期にある人々に起きている現象をきめ細やかに著している。この著書は自我心理学への一方向を照らす灯として著名であるが，著述の発端は Anna Freud の思春期への関心にある[5,22]。前思春期・思春期には，リビドーは，潜伏期に入るにあたり生じた抑圧という名の障害物を必要に応じて乗り越えて，表面に現れ観察の対象となる。そして，衝動の力が強まると，間接的に衝動を抑えようとする主体の力も強化される。そのため，衝動の比較的穏やかな時期にはほとんど認められなかった自我の一般的傾向が鮮明になり，その自我を観察の座とすることにより，超自我も観察者の眼前に顕われてくる。Anna Freud は，思春期の人びとの臨床観察から，三つの部分から成り立っていると仮説されているパーソナリティ構造の理解によって，個人の発達や特性を理解することの有用性を示した。

### 2. 思春期という現象

　Anna Freud は「思春期」という現象について，自我を観察の座として，パーソナリティ構造の観点から思索している。

　前思春期は，身体的な性成熟の準備期である。本能生活には何ら質的な変化は起きていないが，ただ衝動エネルギーの量的変化が認められる。攻撃的な衝動が高まり，渇望は貪欲となり，潜伏期であればちょっとした悪ふざけに過ぎなかったことが，思春期では犯罪行為になり得る。また，長い間ひそんでいた口唇的，肛門的な興味が再び顕在化する。エディプス願望はほぼそのままの形で空想や白昼夢の中で満足される。欲動の波が怒涛のようにおしよせるが，前思春期の段階では，その中に新しい要素はほとんど含まれていない。前思春期の自我は，衝動の量の増大に対して幼児期や潜伏期に使った防衛を見境なく再利用しようとする。衝動を抑

---

The analysis of defense: Anna Freud's clinical practices and observations
* ルーセントジェイズクリニック
　〒451-6003　愛知県名古屋市西区牛島町6-1　名古屋ルーセントタワー3階
　Eriko Shibata：Lucent J's Clinic

圧し，置き換え，否認し，逆転し，自己に向けかえさせる。前思春期の青年の自我は，エスに支配されてしまわないために闘っているが，その過程では様々の不安定で不穏な現象が現れる。この状態をAnna Freudは自我とイドの権力争いと表現している。

　身体的な性の成熟が完成し，本来の思春期を迎えると，今度は本能生活の質的な変化が生じる。それまでは全体としての衝動の亢進であったところが，性器の興奮が非常に強くなるという変化が起きる。精神的な面から言えば，リビドー備給が前性器的な興奮から遠ざかり，性器的な情動，目的，及びその観念が強まってくる。性器的傾向が精神的に重要性を持つようになり，その反面，前性器的傾向は後退する。前思春期の間は，本能生活に現れる前性器的特徴に悩まされ続けているが，前性器期に強い固着がなければ，思春期になると前思春期的傾向がなくなり，粗暴性，攻撃性，倒錯傾向などが衰退する。性器的な衝動の影響によって，前性器期的固着の状態から前進し固着が軽減する場合もあるが，一時的に固着が覆い隠される場合もある。

　前思春期・思春期には，自我は幼児期，潜伏期に用いた防衛を見境なく使用しようとするが，事態ははるかに原始的な状況にまで至ると思われる。Anna Freudは思春期の禁欲について，防衛として原始的で単純な過程が作用しているのではないかと試論している。その過程は衝動の拒絶である。それは単純な衝動の拒絶であり，他者への攻撃性に対する防衛という要素はなく，反動形成とは異なっている。思春期の初期に，超自我の内容に対して一時的に過度な備給がなされ"思春期の青年の理想主義"の状態が生じるが，禁欲は，衝動の危険の増加によるとともに，近親姦の禁止によって自我が超自我との関係を疎遠にするために，結果的に超自我不安にかきたてられた防衛が効かなくなり，自我は，強力で純粋な衝動不安pure instinctual anxiety, Triebangstを生じる段階にまで後退した状態で，衝動に対して特有な原始的防衛機制を取ることになるのではないかとAnna Freudは述べる。そして，禁欲について，混沌とした原始的な自我と衝動との間に生ずる生来の敵意the innate hostilityの単純な現れではないかとし，それは無差別indiscriminate，一次的primary，原始的primitiveなものであるとする。

　しかも一方的に禁欲だけが起きるのではなく，そこから一挙に衝動へと身を委ねてしまうということが起きる。前思春期・思春期の逸脱した衝動は，反社会的なものであり歓迎されない行動であるが，分析的な立場からすると，これは禁欲の状態からの一時的で自発的な回復であるとAnna Freudは述べる。

　その禁欲のあり方は，例えば衝動が「私は……したい」と言えば，自我は「お前は……すべきではない」と応えるかのようであり，厳格な両親が小さい子どもをしつける方法と類似している。Anna Freudは，超自我が元来，幼児期の愛情対象への同一化を材料としているために，思春期の青年の超自我が近親姦の禁止によって禁欲の犠牲となると解説する。つまり，思春期の青年では，親からのリビドーを向けられている超自我が，親との間で育った対象愛とともに，近親姦の禁止の掟によって，自我から疎外され拒絶を受ける。

　思春期に顕在化する防衛として，Anna Freudはもう一つ，知性化をあげる。この時期の"知性"は危険からある程度は身を護るのに役立つ。知性化は思春期特有の防衛なのでなく，思考という手段を使って衝動を克服しようとする自我の，慣習的な動きである。それは単なる防衛に過ぎず，知的活動と行為との関係は疎であり，その知的活動は何の実りももたらさない。Anna Freudは，思春期に認められやすい禁欲や知性化について，思春期に特有の防衛ということではなく，自我が衝動の量に圧倒されたぎりぎりの状態で用いる防衛であると考えている。思春期というのは，原始的な防衛が現れる時期なのである。Anna Freudは関連して，Eugen Bleulerがambivalenceと名付けた現象

には，自我がぎりぎりの状態で発動させる防衛としての要素が含まれているのではないかと推論している。

　超自我が，両親との関係から生じるリビドーから自由になることが必要であるからであろうか。自我が超自我と疎遠にならざるを得ないことも関係して，思春期には社会から一歩後退し，対象愛はいったん自己愛へと引きこもる。思春期の青年は，全身の力をふり絞って，もう一度，外界との接触を持とうとする。思春期の激情的な対象関係は回復を願っての試みであるとAnna Freudは言う。思春期の対象関係には，愛情対象への著しい不誠実さがあるが，それだけでなく，その時々によって，自身の愛情の中心になる人物に同化しようとする。同一化の仕方として同化という未熟な方法を用いるのである。同化は自己と，その時に関心を向けている非‐自己との間の境界を失わせる現象である。その相手は移ろいやすい。思春期の青年の人生観，宗教観，政治観なども，同化の相手によって次々に目まぐるしくかわる。そして，何度変えようとも，青年は新しく採用した考えを常に正しいものと信じ，情熱を燃やす。これは真の意味での対象愛ではないばかりか，乳幼児期のまだ対象愛の存在しない段階で認められる現象に酷似する。

　思春期の移り気は，個々の心の中で愛情や信頼がその度に変化するのではなく，同一化の対象が変化する時に生じる人格の喪失に過ぎない。Anna Freudは，この現象を，Helene Deutschのas ifパーソナリティのようだと言う。ただし，精神病的な病理として名付けられたas ifとは異なり，自我が，一方で原始的な状態に陥っているようであっても，健康な青年は自我を変化させる力を持っている。同一化，同化とそれに類似する現象——思春期では，リビドーの方向の変化を含んだ形で生じてくることになる——は，特に自我の変化，そして超自我の変化に寄与する精神活動[14]である。この現象が，思春期に生じるパーソナリティの変化に貢献しているの

ではないかと考えるのは妥当であろう。

　思春期の過程の中で回復のために変化するのは自我である。そして自我が超自我との間に架け橋を築いて，新しい衝動の状態を受けいれられるパーソナリティ構造への変化を可能にする。超自我理想は自我理想として改訂を繰り返すことが可能となり，超自我は自身を導くものとして役立つようになる。さらに特筆すべきは対象関係の質の変化である。防衛によって硬直してしまった自我はパーソナリティ構造の変化をもたらすことができず，結果として，そのような青年は治療を必要とする。

## 3．自我の防衛とは何か

　Sigmund Freudは，1926年「制止，症状，不安」において，これまで'欲動が抑圧されていることによって不安が生産される'としていた考えを，"不安は危険に対する（自我の）反応である[11]"と不安理論を修正した。"不安は危険の状態に対する反応として再生産される（自我の不安信号）"。そして，"かくも多くの人びとが危険に処する振舞いにおいて，幼児的なままに留まり，時効となった不安条件を克服できない"という事実があると述べた。自我は危険を察知すると同時に，防衛機制や防衛作用を作動させ自我自身を護る。エスの意識への現れは，自我の影響を受ける。自我の長所を効果的に用いることができれば，人生は何らかの形で前進し豊かになる。

## II．防衛の分析

### 1．分析における防衛の観察の意義——無意識の自我の現れを観察する

　Anna Freudは，"自我の分析は分析作業として以前から行われていた"と注意深く前置きした上で，著書『自我と防衛機制』(1936)（以後，「著書」「この著書」と略す）で，自我を扱う（自我分析）ことが，エスをこれまで以上に理解することに繋がり，個人の発達や成長に寄

与する作業となることを示している。自我を扱うこと，自我が何をしているかを知る作業は，その作業そのものが自我機能を広げることに繋がり，本能衝動が被った変形の再構成や本能衝動をあるべき場所に戻すことに貢献する。自我を理解するには，自我領域も大部分が無意識であるために，それを意識化するという分析の助け[注1)]を必要とする。治療者の観察域は自ずと深層と表層とになる。さらに，自我はエス，超自我に影響されて態度を決定することから，三つの機関を俯瞰し，同時に自我に視点を向けることで，自我がエスや超自我の観察の座となる。この著書では，そのような自我の特性を明らかにして，自我分析が無意識を理解する経路として有用であることを明らかにした。だが，自我分析は，実際の分析の場面では，エス分析と分かち難いがゆえに，また自我分析はそれ自体が分析の中で抵抗を生じさせる刺激となるがゆえに，この技術の習得は決して容易くはない。Anna Freudは，たとえそうではあっても，自我分析を確実な技術で行えるようになりたいと自身に対しての抱負を述べている。

自我の分析として助けとなるのは防衛の分析である。この作業は，自我が連想に及ぼした影響から自我の活動を再構成することを試みる。防衛の分析を行うことによって，エスの発達のみでなく，自我の全般的な機能や発達，さらには超自我の機能や発達へと目を向けることになる。発達的な視点を磨くことなく分析作業を行うことは困難であろう。メタサイコロジカルな発達評価診断を行うことで，分析作業の精度が高くなり，より適切なものとなる。

まず，子どもの場合には，自由連想をするよう分析的な契約を求めるのは無意味である。しかし，自我の干渉による感情の変形の現れ——例えば，失望するであろうと思っていると無関心を示すとか，悔しがらずにとても元気旺盛であるとか，嫉妬しないで優しくするとか——によって，子どもの自我の防衛の観察が可能となる。それにより，その子どものエス，自我，超自我の関係を知ることが可能になり，子どもの気持ちをより適切に理解できる[15)]。

著書にある3つの観察の例を示そう。ある少年は，去勢不安が起きるといつでも，兵隊ごっこに熱中するのが常であった。少年は軍服を着て，おもちゃの剣やその他の武器で武装した。治療者はそのようなことを何回か観察するうちに，その子どもが自分の不安をその反対のもの，すなわち攻撃性に転換しているのだということに気づいた。そのため，それ以後は，その攻撃的な振る舞いの背後には去勢不安が存在すると，推測することができた。彼は強迫神経症であり，本能生活において，不快な衝動を反対のものに置き換える傾向を有していると理解できた。ある少女は，失望の状況におかれても全く何の反応もないように見えた。観察できたのは，少女が口の端をふるわせることだけだった。彼女はそうすることによって，自我の不愉快な心的過程を除去し，それを身体的なものに置き換えるというやり方を取っているのだった。少女は，本能生活の葛藤にヒステリー的に反応していた。別の潜伏期の少女は，感情の激しい子どもであった。彼女は弟のペニスに対する羨望を抑圧することに成功していた。治療者が観察できたことは，彼女は弟に羨望を持ったり嫉妬したりする時には奇妙な空想ゲームをはじめることだった。彼女は魔法使いの役を演じ，そのジェスチャーによって全世界をかえたり支配したりした。魔力を有していると思い込むことによって，自分が身体的に劣等であると感じる心の苦痛を避けたのである。この少女は同一化による防衛を使用していた。

成人の場合，患者に期待されていることは自由連想である。自由連想によって，表層に浮かび上がろうとする本能欲動のレベルが自我に気づかれる状態にまで達すると，自我とエスが不一致である時，防衛機制や防衛作用が作動する。防衛機制や防衛作用が作動すれば，患者の意識にもたらされる素材，患者が言語化する素材は，防衛によって限定されたものになる。この時，

本当の意味での自由連想は行われていない状態となっており，患者の言葉通りの内容を分析の対象として扱う事が意味をなさなくなる。この状態を，分析過程としては抵抗が生じていると言う。この局面に至ったならば，患者のエスに対してのみでなく，患者の自我にも目を配ることで，治療者だけが，患者に何が起きているのかを理解する機会を得る。なぜなら，防衛は無意識に行われるものであり，自動的に行われてしまうものであるからである。患者は，防衛によって抵抗をあらわすということを意識して行うことはできない。抵抗が生じないのが望ましいのではない。抵抗――自我の干渉――が欠落しているのであれば，あるいは，突然に無意識からの流れが次々に出てくるようであれば，それはむしろ良くないこと――自我の機能不全――が起きている。

### 2．防衛を分析の対象とする

エス，自我，超自我，それぞれの心的領域はそれぞれ違った方法で反応する[注2]。エス衝動は無意識のままとどまる傾向を持っておらず，常に浮かび上がろうとする。そして絶えず意識へと通じる路を介して満足を達成しようとするか，その派生物を意識の表面に送ろうとする。エスは表層へと浮かび上がり，自我領域を深層から表層へと通過しようとする[注3]。自由連想法を用いる治療状況では，治療者の仕事は浮かび上がろうとする傾向と同じ方向に向けられるために，エスにとって治療者は解放者となる。ところが，自我がエス衝動を抑制しようとしている場合には，この治療者の態度は自我がめざすものとは逆の方向，自我がそれまでに成し遂げた防衛を取り去ろうとする方向に働きかける。治療者の態度は，自我親和的となっているが実際には病理的である妥協形成を揺さ振り，打ち壊そうとする方向に働きかけることになる。この時，患者の自我の，分析への関わり方には，自我が治療者と協同する，自我が分析に抵抗する，自我それ自体が分析の対象になる，という三通りがある。

自我を分析の対象とする場合，防衛の分析を情動に対する防衛から始めることができる。情動に対する防衛は欲動に対する防衛よりも患者に示しやすい。情動に対する防衛は，そこにあるべき情動がなかったり，情動が変形されていたりすることで明らかになる。その分析を欲動に対する防衛の分析へとつなげていく。欲動に対する防衛としての分析への抵抗，情動に対する防衛としての分析への抵抗，不安への抵抗が分析過程によって喚起されるが，患者が用いる防衛法――患者の固有の神経症とも関連する――は，どの抵抗に対しても，同じ自我であるから大体一貫している。そのため，それらのうちどれか一つから始めれば，他の二つに光をあてることができる。Anna Freudは，この時，眼鏡をはずし，巨視的に見ることが重要であると言う。全体としてとらえることが重要である。微視的に見れば，どこにでも抑圧があり，反動形成や同一化がある。ひとつの態度の中に五つか六つの防衛が圧縮されているのを見出す。巨視的に見た時に，ある機制が突出して見える。

次の例は，情動に対する防衛の分析から始めることが必要であった。その少女は急性不安状態のために分析を受けにやってきた。症状によって日常生活が妨げられ，毎日きちんと学校に出席できなかった。彼女は母親に分析を勧められ，やっとやって来たにも関わらず，自分の生活について話すのを嫌がるふうはなかった。彼女の態度は親しげで率直であったが，話の中で症状に触れるようなことは何も話さないように注意深く避けているふうがあった。彼女は分析の場面以外で起こる不安発作についても決して話そうとしなかったのだが，不安は自由連想の中に確実に出てきていた。その不安について治療者が解釈を与えようとすると，あるいは治療者が症状の分析に入ろうとすると，彼女の友好的な態度は一変し，治療者は侮辱や嘲笑の一斉射撃を受ける結果となった。治療者は，患者の態度と彼女の母親に対する関係との関連を発見

しようとした。だが，それはできなかった。そして分析が深く進んだ時，これらの侮辱や嘲笑による攻撃は，言葉の真の意味における転移反応をあらわすものではないし，また分析状況とも全く関係のないことがわかった。彼女のこの感情表出は，優しさ，憧れ，あるいは不安といった感情が感情生活に現れようとすると必ず，彼女が自分に対してかまえる習慣的態度であった。彼女は，罪悪感や脆さ，あるいは不幸せであると感じる時にはいつでも感情が非常に激しくなった。そして，治療者との関係に同じことを行ったのである。不安内容の解釈は，それがたとえ正確な根拠のあるものであっても，感情への接近が患者の防衛反応を強化するだけのものであれば，何の成果も得られない。この場合，まず，彼女の生活では自動的となってしまっている，侮辱的な非難によって自分の衝動を防衛しようとしていることを意識化させる必要がある。患者の防衛方法を自我異和化する必要がある。生活史的にみると，嘲笑と軽蔑によるこの防衛法は，彼女の亡き父との同一化によるものであることがわかった。

　実際には，突然に患者の攻撃のよくわからない被害者になっているという治療者の気づきが重要であった。彼女は自分の気持ちに怒っていたのだった。治療者は徐々に，その特別な態度が不適切に現れていることを患者に伝えていくことができる。患者に，"あなたは，なぜ，自分にそんなに怒っているのですか？"と尋ねることができる。それによって治療者は，患者に，患者自身が望まない感情を避けているやり方を示すことができる。こうしてはじめて，不安そのものの分析も不安の先駆者の分析も可能となる。

　この少女のような，長い時間をかけて築かれた性格的な態度は，誰にでも向かうものであり，真の意味の転移ではない[注4]。自我の抵抗，自我の本能衝動に対する防衛法，感情の変形などの分析によって，その歴史的起源にまでさかのぼると，化石化した状態でしか見られない防衛法を生きた状態で露わにし，意識にもたらす。治療者にできることは，その態度が固定した患者の性格的態度であることをはっきりと知らせることである。これは解釈とは異なる技術である。

### 3．防衛の転移

　自由連想法でもたらされるものに転移がある。Anna Freudは，患者が治療者との間で体験する全ての衝動は転移によると述べる。自由連想法は常にエスを浮かび上がらせようとしているため，分析状況の中に転移の形をとって衝動がもたらされることになる。それをリビドー衝動の転移と言う。そこに現れてくる転移としての衝動は，分析状況によって新たに創り出されたのではなく，患者の早期・最早期の対象関係に源がある。古い情動的布置が現れ，その源である過去の情報を治療者に提供する。

　Anna Freudは，そこにもう一種の転移が存在していることを見出した。患者は本能衝動の古い防衛による歪曲も同時に転移する。幼児期の防衛によって，すでに歪みを受けているエス衝動を転移する場合もある。極端な場合には，本能衝動そのものは全く転移の中には現れず，欲動に対する当時の自我の防衛だけが現れることもある。Anna Freudはこれを防衛の転移と名づけた。もし，防衛の転移において，欲動が通った道を辿ることができれば，その欲動が当時の自我によってどのように対処されたかを辿ることができれば，患者の本能生活と自我発達，すなわち患者の本能衝動がこれまで辿ってきた変容の歴史と当時の自我との両方を知ることができる。防衛の転移は，自我親和的である。また，自我の防衛活動——それがたとえ過去のものであっても——に解釈が触れると自我が全面的に分析の作業に抵抗する。そのため，防衛の転移の理解には技術的困難が伴うが，それを行うことの価値は大きい。

　リビドー衝動の転移と防衛の転移という二つの転移への理解を促すために，Anna Freudは

次のように例える。あるヒステリーの女性患者の分析を行っているとする。彼女は，愛されることの情熱的な願望を分析家に転移する。この感情の意識化のためには，自由連想をするという，分析の基本規則を守らせることが重要である。転移された衝動が表層に現れてくる。この源泉はエディプス・コンプレックスという古い情動の布置である。患者は違和感を覚える。患者の観察自我は，'父親でもないし，夫でもないし，息子でもないのに，私の分析家なのに，ここに治療に来ているのに，私は突然，どうしてこんな気持ちになったのかしら'と，この気持ちがこの場に属するのではなく過去に属すると理解する。これは無意識での理解である。さらにこの気持ちはこの時点ですでに過去の防衛による歪曲を被っている。そして，患者の無意識での理解が意識に到達する前に，すでに現在いつも使っている防衛によって変えられている。防衛の転移は，すでにかつて行ってきた防衛方法によって歪曲されたまま表現される。つまり，転移現象は起源が過去である二つの部分によって成り立っている。一つは，エスに属するリビドーならびに攻撃性の要素である。もう一つは，エス衝動が幼児期の一番はじめに自我による防衛の機制に影響を受けた要素であり，そこには，防衛によって歪曲されたエス衝動と当時の自我の防衛とがある。ただし，すでに自我の防衛機制に影響を受けている部分については，患者は異物とは感じていない。この二種類の転移が混在している状態にある時，リビドー衝動の転移によって生じた患者の治療者への気持ちについて，患者の幼少期や過去の事象と結びつけた解釈を急ぎすぎると，患者の治療状況に対する不安が軽減するだけで，むしろ，防衛の転移を含めた転移そのものを理解する機会を失うことがあると，Anna Freudは注意を促している。まず，現在の防衛を扱って，転移現象そのものを認識することが必要になる。

さらに第三の転移の型がある。転移が強まってくると，患者は精神分析の基本規則を守ることをやめ，その転移感情の中に含まれている本能衝動や防衛反応を行動化し始める。これが転移における行為として知られるものである。この状態は，患者の精神構造が自動的にその自然な形を表出したものであり，治療者の目にとまることを免れて衝動が表層に現れるということで行動になる。分析が続く間，自身の中の衝動——リビドー衝動や攻撃衝動——に持ちこたえられず，代わりに分析外で自分の生活の中で行動化する。治療者との関係が始まることに釣り合う力となる外の関係をすぐ形成してしまう場合もある。行動化が起きると，分析で扱う時にはすでに満足を得ていて，衝動は生き生きとした感じを失ってしまっている。

防衛の分析というのは，言い方を変えれば，自我の根深い防衛の方法，機能の古い様式を発見することである。その古い様式が現れた時，患者が抱く疑問，葛藤は，'私は今の時点で，過去の状況でのみ相応しい方法で振る舞っている'ということである。例えば，分析を受け始めると，患者からみると，しだいに治療者が患者の快を妨げると感じるような展開をする。実は，これは過去からやってくる。転移の現象によって，治療者は過去の役割，去勢する父親，脅かす母親とでも名付けたい何らかの像を与えられる。自我機能が退行し，反復するように急き立てる圧倒的な力，反復強迫が生じる。自我の初期の機能の様式が現れ，そしてそれが繰り返される。長い間，患者の意識の生活では役割を演じなかったが，分析状況がそれを広げることをもたらす。

次の例は，分析での転移状況で過去の衝動が浮かび上がるとともに，それに伴う自我の過去の機能，過去の役割が顕在化した。その患者は，極めて制限された方法，例えば，眠りに落ちる，遅れて来る，機能しないという方法でしか敵意の衝動をあらわすことができなかった。患者がそのような状態に陥ると，治療者はその患者の敵意を感じた。彼の状態がとても悪くなった時に，彼の心を空想の像が襲った。分析時間に，

彼はその考えを持ってやってきた。それは治療者が死にさえすれば自分は生きられる，というものであった。これは母親に対して，'死んでしまえばいい'と思ってしまったという，とても気難しい母親に対しての幼児的な殺人願望 infantile death wish である。それは自分がそう思っていると意識をしたら，耐えることのできない願望であった。三歳か四歳か五歳の時，多分，弟の誕生につながっている。その願望が意識に近づいていたのだった。分析の中では，だんだんに自殺願望がはっきりしてきた。それは'死んでしまえばいい'という殺人願望を自身に向けかえていたものだった。

　自我分析が行われ，衝動が一度意識にもたらされて，患者は自我が何をしていたかを理解すると，以前のようにすることが難しくなり，その衝動の作用を止めることが可能になり得る。例えば前述の例であれば，かつて母親に対して一次的にはリビドーを向けていたが，治療者の分析によれば，三歳か四歳か五歳の時，弟の誕生に関連する何らかの事態により，二次的な攻撃衝動の現れが幼児的な殺人願望となったこと，さらに防衛としてそれを自己に向けかえて，自殺願望になっていたということに，転移を基に糸がほどかれ，実際に殺人をする必要も自殺をする必要もなくなる。自我は幼児的な殺人願望の防衛のためにエネルギーを割くことから解放され，患者と治療者は，患者自身が求めるところへと向かう作業に，より近づくことができる。

## Ⅲ．防衛の動因

　衝動に対する防衛の有力な動因は，何かを喪失することへの不安である。それは，超自我不安や現実の不安，本能の強さによる不安である。成人であれ子どもであれ，自我に防衛過程を生じさせる動機は不安である。

　成人神経症の自我が衝動を恐れるのは，超自我の愛を失うことを恐れているからである。超自我は，防衛の動機である超自我不安を提供するものとなる。超自我不安は，超自我の基準が関係し，超自我が過酷であることによって生じやすくなる。過酷な超自我について，Anna Freud の著述では三つの場合を読み取れる。まず，超自我が，自我がエスと友好的関係を持つのを妨げようとする介入者の立場になってしまう場合である。発達を単純化して述べれば，自我のエスからの分化が進むとともに，超自我が形成される。前思春期・思春期でいったん自我は超自我と疎遠になろうとする。その後，リビドー備給の変化によって，自我と超自我の理想系との間に協力関係の橋渡しが可能になる。自我機能が超自我理想に寄与できるようになると，超自我の理想系は自我理想として，改訂の可能性を持つようになる。その段階に到達すれば，超自我は自我とエスの関係への単なる厳しい介入者ではなく，願望に向けて個を導くものとなる。次に，外界に向けていた攻撃性に自己が曝される状態が生じることによって，超自我が過酷になってしまう場合がある。それにはさらに二つの場合がある。一つは，防衛として攻撃性を自己に向けかえることをしている場合であり，もう一つは，これまでは外在化していた攻撃性やリビドーを，自身のものであると認めることができ，それに関する自身の責任を感じることができるようになった場合である。そして三つ目に，衝動が超自我や外界の反対にも関わらず充足されると，一次的には快を得るが，二次的には無意識から生じる罪悪感に苦しむ場合がある。

　加えて，自我が種々の衝動の間に調和を求めることが，防衛の動因の一つとなる。それは自我の総合作用 synthesis の要請であると，Anna Freud は述べる。例えば，同性愛と異性愛，受動性と能動性などの間の葛藤があると，二つの反する衝動の間に妥協を成立させようとする。その場合の葛藤の状態や妥協は個々の自我の発達の性質や超自我，外界からの影響によって異なってくる。

　子どもの場合，外界に起因する恐怖が防衛の

動機を提供する。そこには内在化される前の対象の愛情を失う恐怖や対象を失う恐怖，去勢恐怖がある。例えば，幼い少年が去勢を実際に起き得ることと思っていることを意味する。子どもにとっては，その知覚は外界の事実なのである。子どもにとっては，対象の愛情を失う不安は，本当に起き得ると実感している現実の不安である。子どもは外界を恐れるがゆえに衝動を恐れる。それゆえ，子どもの場合には，子ども自身の分析を行うとともに，子どもの環境に働きかけること（子どもに関わる人への心理教育），親に働きかけること（親ガイダンス）によって子どもの現実の不安の緩和を試みる[15]。

## Ⅳ．防衛機制

防衛は内的な過程である。超自我や外界の影響下にあって，エス派生物に対して自我は自身を防衛する。なぜなら，超自我や外界がそのエス派生物を禁じるからである。エス派生物が前意識自我，無意識自我に近づく，あるいは到達するという過程があり，無意識的不安が生じることにより防衛が作動する。うまくいっている防衛というのは，自我から見れば，禁じられた衝動が意識の中に入ることを許可しないという目的を達成していることを意味する。そして，その衝動に関する不安を遠ざける目的を達成していることを意味する。あらゆる無意識にある事柄に関連する理解が本当にどこかにいってしまったら，それは抑圧がうまくいっているということであり，もし抑圧から衝動が戻ってきたら，その時には防衛はうまくいっていないということである。だが，うまくいっている防衛は，健康やその後の発達に破滅の結果をもたらす可能性もある。全体にうまくいっている防衛は，いつも何か危険がある。例えば，意識の範囲や自我の能力を大きく制限したり，あるいは現実を偽ったりする。防衛機制とその大きさは，自我の機能の長所を台無しにする。治療者は，防衛によって損なわれていない自我機能を評価している必要がある。

次の例には，欲動への不適切な防衛が，いかに自我の能力を弱め，機能を狭めてしまうかが現れている。彼女は数人の兄弟姉妹の真ん中の子どもであり，子どものころ兄や弟に対して激しいペニス羨望を持ったり，母親が絶えず妊娠していたので，嫉妬心をかきたてられたりした。そして遂には，母親に対してすさまじい敵意や憎しみを持つようになった。しかし，子どもとしての愛情も強かったため，母親への憎しみが現れると，母親からの愛情が失われはしないかと恐れた。彼女はまた，母親に罰されるのではないかと恐れ，母親への復讐の気持ちが生じることについて自分を強く批判した。潜伏期に入った頃から，この不安状況と良心の葛藤はますます酷くなり，彼女の自我は衝動を種々の防衛方法で克服しようと試みるようになった。結果的に，彼女は主に三つの防衛機制を用いる。まず彼女は，両価的な感情の一面を母親から距離をおいたところに置き換え，第二の女性を憎しみの対象とした。次に第二の機制として，それまで他人に向けていただけの憎しみを自分の内へと向けた。児童期，思春期，そして成人になってからも，いつも徹底して自分を不利な立場に置き，他人から要求されると自分の願望を諦めてそれにつくし，自分が損をするという立場に立った。そうすることによって，罪悪感を緩和した。第三の機制として，少女は投影の防衛を始めた。そして，憎しみが，諸対象[注5]から自分に向かっているとしたために，それらの対象が，自分を憎み軽蔑し迫害していると確信するようになった。彼女の自我は罪の意識からは救済されたが，彼女は迫害を受ける犠牲者となった。分析に来た時にはもうすでに大人であった。自我が防衛にエネルギーを費やしているにも関わらず，実際には，不安や罪悪感の克服はなされていなかった。そればかりか，彼女の自我は不快な緊張と警戒の持続状態からも逃れられなかった。これらの防衛機制の使用は，ある部分，彼女の成長を救ったところはあったので

あろうが，一方，その代償も小さくはなかった。

　防衛機制や防衛作用はその背後に発達的な示唆を含んでいる。まずAnna Freudは，子どもが，空想や言葉，行為によって辛い現実を避けることや，外界で起きた辛い状況を起きなかったことにする（否認denial）ことを，一次過程の利用が中心である防衛として考え，防衛の準備段階としている。取り入れや投影は，自我のエスからの分化の度合いとして低い段階でも用いられ，他の防衛機制に比しエスに近い防衛法である。一方，抑圧が防衛として機能し得るということは，意識的自我と無意識的自我の区別が生じているということである。自我とエスの間にも区別が生じている。投影や外在化では，それが防衛として機能する段階では，内界と外界の違いの感覚があると言える。同一化は，結合している時期を過ぎなければ防衛としては意味をなさない。結合している時期にあれば，対象とは何をしても一つである。ヒステリー症状では，症状の基盤は，最早期の精神身体世界にあると想定できる。そのように，防衛の特性から発達と防衛機制との関係をおぼろには推測できる。だが，例えば，同一化であっても，発達段階によって，何に同一化するか，どのように同一化するかが異なる。どの防衛がより原始的でありどの防衛がより洗練されたものであるのか，個人の発達における典型的な体験と特定の防衛様式の間の歴史的なつながりについては，必ずしも単純ではない。

　その他に，親の防衛を引き継ぐということがある。一方で，両親と子どもの基礎をなすパーソナリティの類似性があるが，他方で真似と同一化によって一定の基本的な性格が引き継がれ，類似の防衛機制に育ち得る。

　Anna Freudは，"精神分析の実際においても，また理論的著作においても，よく知られている防衛"として——父Sigmund Freudが発表してきたものであるが——，退行regression，抑圧repression，反動形成reaction formation，隔離isolation，打消しundoing，投影projection，取り入れintrojection，自己自身への向けかえturning against the self，逆転reversalの九つをあげた。そして特に，そこに昇華sublimationを加えている。Anna Freudには，欲動の変遷のあるところには何らかの自我の働きがあるはずであるという考えがある。欲動を変遷させる自我の働きはこの九つにはとどまらない。すなわち，ここにすべての防衛活動をあげているわけではない。

　前述のように，子どもの一次過程の利用が防衛として役立ち得るが，自我の機能の広がりや機能の分化も防衛として働き得る。自我が発達過程において，一次過程から二次過程を分化させ，快-不快原則から現実原則を分化させると，自我は本能とは異質な領域になっていくように見える。現実原則への分化が欲動と行動の間に思考を挟む。現実原則は衝動をすぐに満足させなくとも，結果的にはより満足できる方向を見出すことを可能にし，衝動から自我を護ることになる。

　葛藤や不安を知らせる中心は常に自我であるが，防衛には様々な形があり得る。防衛機制の理解は，治療者にとって，患者をメタサイコロジカルな観点から理解することを可能にし，その人の発達の状態を明確にするのみでなく，患者の表現から患者の気持ちを適切に理解できるようになるという利点がある。患者のある表現について，それが患者の真の願望や感情を表現するのか，あるいはそれを隠すものであるのかを正しく判断する上で，防衛の理解は欠かせない[15]。初期に見出された防衛機制がどのようなものであるかを理解することは，自我の防衛作用や防衛活動がどのようなものであるかを理解する基盤となるだろう。Anna Freudが述べるところをまとめてみよう。

## 1. 退行／防衛としての退行 regression/regression as a defense

　退行は耐えられないストレスを避ける方法として，機能がより低いところに戻る状態である。

Anna Freudは，欲動，自我，超自我のどれもが退行を生じる可能性はあると考えた。自我の退行は，分析場面では，特定の固着点に自我が欲動といっしょに引き戻されているというように認められる。

固着fixationという言葉は，多くのことを意味するが，基本的には，リビドーの自由な動きと対照的に用いられている。つまり意識的であれ無意識的であれ，人がある時点やある対象に結びつけられていることを意味する。

自我の退行が生じれば，自我の機能はその時点にまで戻されてしまう。子どもの場合，自分の辛い気持ちから逃れるために退行という方法を用いることはよく起きることである。この場合，退行がその後の発達を促進させる場合もあるが，退行が永続的になると発達に厳しい損失を生じさせる。

### 2. 隔離 isolation

元々の意味は，観念ideaから関連した情動を隔離することである。情動は移されたり避けられたり，反対にされたり否認されたりする。情動が元々の源と繋がっていない，元々の観念に関連していない状態となる。

### 3. 打消し／行為とその打消し undoing/doing and undoing

単純な打消しsimple undoingと強迫的機制としての行為とその打消しdoing and undoing as a specifically obsessional mechanismとを区別している。

行為とその打消しというのは，ある場所に置き，それを再び移動させるという強迫obsessionである。例えば，ある強迫の患者はどんな攻撃性をも漏れ出すのを恐れていた。それで彼は，心の中で何回も調べる。これはある種の打消しである。彼は危険なことが起きると，その時すぐにそれを切り抜ける。起きたことを知的に打消し，心のその場所に何か他のものを持ってくるのである。彼は，危険な出来事を完全に移動させてしまうまでは抑えがたい強迫衝動を感じている状態にある。

時に，教育の中で打消しの防衛を促進させているのを見る。二，三歳の子どもが他の子どもを傷つけてしまった。その時，保育園の先生や母親が次のように言った。"さあ，行って，これやあれをしましょう"と。これは打消しである。それで再び問題のない状態になったということになるのだろう。

ハムステッド戦時保育所the Hampstead War Nursery[注6]の三歳の男の子の例がある。その子どもは，他の子どもたちの髪をつかんでひっぱるので，皆に怖れられていた。保育士が，それがどんなに悪いことであるかを彼に教えた。すると彼は，自分が髪を抜いてしまった女の子のところに戻り，その髪を女の子の頭に戻そうとした。これは打消しである。髪を戻して，出来事全体を打ち消すことを意味する。

### 4. 投影 projection，外在化 externalization

投影という言葉（S. Freud, 1896：「防衛 - 神経精神症再論」パラノイア症例の防衛としてこの言葉が用いられている）が先に用いられ，外在化や投影の他の形式の用語はその後に用いられるようになった。外在化はハンス少年の記述（S. Freud, 1909）で導入された。初めは正常発達について議論する中で外在化に触れられるようになった。元々は，投影という言葉は，投影された攻撃性やある種の衝動が送り手に戻されることを含んで用いられた。よって，自我の中で自分のものではないと否認された衝動を別の人に外在化している場合，あえて投影という言葉を使うとすれば，それは衝動が戻ってくるという要素があることを意味していた。これらの防衛は，自分が持っていることを望んでいない願望を，外界を使って取り除くというものであり，自分と他との区別がある場合に限って防衛として働くことになる。そして，その願望，衝動の内容そのものは防衛によって変形を受けない。

時には，前精神病状態で認められる。バスや地下鉄で旅をする。そして，全ての女の子が自分を密かにくどいていると思うのである。これは，その少女たちを密かにくどきたいという，その男性自身の願望に過ぎない。衝動の外在化である。少女がその男性のかわりに誘惑するわけである。その男性は，批判される欲動を誰か他の人に所属させることによって免れる。このような状態は投影というより外在化であろうとAnna Freudは述べるも，研究者や治療者によって，あるいは時代によって，意見を異にするところであることを認めている。

　次は学校恐怖症の少女の例である。その子にとっての危険は，母親に対して'死んでしまえばいい'という願望を持ってしまうことだった。母親を殺すことを意味してしまうために，少女は母親から父親にリビドーを移動させることができなかった。少女の学校恐怖のきっかけは，遊び場で攻撃的であると感じるある男の子への恐怖だった。恐怖で学校に行って遊ばなくなったのは，彼が彼女に怪我をさせた時だった。少女が怖がっていたのは，その男の子の中にあると少女が感じた，少女自身の攻撃性に出会うことだったのだろう。少女は学校である女の子を怖がっていた。その女の子は，彼女に，ある攻撃的な妖精の物語を話したのである。その時から少女は学校へ行かなくなった。どちらの場合も，彼女は外の世界で自身の攻撃的な殺人願望に出会うことを恐れたのである。少女自身は，それらの願望を外在化して避けることができた。

　投影の機制に必要な背景として，他の人の中で生じていることに対する最高に高められた感情移入（自己移入）があると言える。精神病の人は，他の人に起きていることについて，強く感情移入（自己移入）し，極めて敏感である一方で，しばしば現実に接触していないのかもしれない。一方，神経症者は，自身の空想を実証する現実の一片を見つけ出す。

　次の例は，投影が性愛の世界に持ち込まれ，パラノイアとなったSigmund Freudの例[10)]で

ある。その男性は発作的に症状を呈したが，夫婦の双方に満足のいく性行為がなされた次の日にその発作は現れた。発作は，妻への，他人には気づきようもないごく些細な兆候の観察から素材を引き出して生じた。それは，妻は隣に座っていた男性に触ったとか，ある時にはその人に顔を寄せすぎたとか，夫と二人きりの時よりも親しげな微笑を浮かべていたとかの内容であった。妻の無意識のこうしたしぐさに対し，この男性は，ただならぬ注意力を発揮して，妻の無意識を他人には思いもよらないほど鋭く観察した。彼は，自分自身のエスの一部を妻に投影しているのである。良心の咎めから解放が達成されるのは，不実への自分の衝動を自分が忠実であるべきパートナーの側に投影する場合である。その強力な動機は，その際，相手側にも同様の無意識的な蠢きがあることを漏らしてくれる知覚材料を利用できることである。相手の無意識に同じものを見出し，自分の無意識から引き離した注意を相手の無意識へと移し替えるのである。そして彼は，自分の不実を見る代わりに妻の不実を見た。妻の不実をものすごく拡大して意識することで，自分の不実の方は無意識のままにとどめておくことに成功した。この場合，内から発生する衝動によって妻に対する陽性のリビドー的固着が壊れてしまうかもしれないので，そのことから自分を護っているのである。彼は，自身の空想を実証するわずかな一片を妻の無意識に見つけ出す。よって誰にでもではなく，妻にエスの一部が投影され，それへの反応は激しい嫉妬という形を取っている。

## 5. 取り入れ introjection，同一化 identification

　取り入れというのは，取り込みintrojects（Sándor Ferenczi）と内的対象internal objectsの考え全体を示すものであり，同一化というよりも広い考えであると言えるだろうとAnna Freudは述べる。実際には同一化というのは，それにより自我が強化される，自我が豊かに

なるということがある。その一方で、その防衛的な利用ということがある。防衛的な利用として攻撃者との同一化 identification with the aggressor というものがある。対象喪失に認める同一化の使用の場合は、パーソナリティが豊かになる領域に属する。

あらゆる放棄された対象関係は、自己の中に、その人の中に、あるいは自我の中に[注7] その残滓を残す。対象備給が引き揚げられ、同一化にとってかえられる。対象リビドーが自己愛リビドーに戻される形で変化するというのは重要である。その時に、リビドーは対象として自己に向かい得る。人は対象を失うが、内側に何かを保持するのである。そして、対象喪失の結果として、その人自身の人格が変化し成長する。そこで強調されるのは、喪失の感情を防衛するということではなく、喪失を通して豊かになるというところである。

防衛としての取り入れは、例えば子どもの、どうすることもできないこと helplessness、小ささ smallness、無能 impotence の気持ちに対抗する防衛である。子どもは自己を強めるために大人の性質を自身に割り当てる。『手におえない子どもたち』(1925) の著者であり、非行少年に携わっていた August Aichhorn が、子どもたちが理想化した対象、ヒーローのような力のある対象に同一化することについて述べていると、Anna Freud は引用する。

取り入れ、同一化に関連して、内在化 internalization とはどういうことなのだろうか。内在化される時、内的になる前に何が外界にあったのかということが重要である。Anna Freud によれば、Aichhorn が、葛藤の外的な部分、外側の部分が、一方で内界の部分になるという過程があるという考えを提示した。内的な権威者は、禁止の創始者である外的な対象の存在の上で、より強く作用する。例えば、果物を盗みたかった子どもが、父親を思い起こすことによって、自身の内的な超自我を強化する。子どもは、それによって、葛藤の表象、禁止する者の表象を持つことができる。しかし、このことは、まだ、葛藤が内在化されていないことを意味する。この時にはまだ、子どもは禁止する機関を思い出させるものを必要としているのである。

### 6. 自己への向けかえ turning against the self

攻撃衝動は、最初は外界に向かうが、外界から自己へ向きを変えることができる。例えば、これまでに記してきた例の中では、極めて制限された方法でしか敵意の衝動を現すことができなかった男性（防衛の分析：防衛の転移の項の例）は、殺人願望を自己に向けかえたことによって自殺願望を生じることになった。また、防衛に多大なエネルギーを消費してしまっている若い婦人（防衛機制の項、最初の例）は、憎しみを自己へと向けかえた。これらの場合、衝動を自己に向けかえることで、殺人願望や他者への憎しみという、あってはならないと感じる欲動派生物や情動を知覚しないようにしているのである。

### 7. 逆転 reversal

役割の逆転は、例えば、母親の母親をしなければならない子どもである。または、攻撃性を扱う方法として、被害者の役割を取るという役割の逆転の機制を用いる例がある。

逆転は立場を変えることを意味するが、逆転の機制が存在している可能性を示す悪い兆候は次のようにも現れる。例えば、子どもたちが、誰かが馬になったり、誰かが乗り手になったりして遊んでいたとする。この場合、遊びとして、馬と乗り手とを交代しながら遊んでいるのであれば、それはまだ健康な遊びである。しかし、彼らの一人が、自分の役割を固定するとすれば、いつも操縦される馬であり、乗り手に奉仕する馬の役を固定してやっているとすれば、それは悪い兆候である。

Anna Freud は、立場を変える場合以外の状

況にも逆転reversalという言葉を用いることがある。例えば，否認に逆転の要素があると言う。否認は，'それが起きた'次には'それは起きなかった'とするものである。'起きた'を'起きなかった'とするのは，一次過程の力で逆転ということを防衛として生じさせたと言える，という考え方を述べている。

## 8. 反動形成 reaction formation

例えば，安全について心配することが対象に対する関わりの形式になっている場合があげられる。幼児的衝動とそれに対する反発の葛藤の中で獲得されたものを反動形成と名づける。最もしばしばある例は，両親が出かけていると眠りにつけない子どもたちに認められる。彼らは，両親に何かが起きるかもしれないと心配している。もし，両親が劇場にいるなら，火事が起きるかもしれない。もし，両親が車の中にいるなら，事故に遭うかもしれない。もし，両親が旅行でどこか飛行中であれば，飛行機が空から落ちるかもしれない。これは，子どもが自分の親が'死んでしまえばいい'と願ってしまったことが，本当に起きてしまうのを恐れていることを意味する。そして，対象の安全への過剰な関わりが発展する。子どもの安全をあまりにも心配する母親たちについても，敵対的な願望に対しての反動形成が生じていると考えられる。

成人の場合には，反動形成は，その人の元々の対象との関係から広がっている。元々の対象関係で起きた反動形成が，他の人びとへの一般的な態度として組み立てられる。そしてその人は，誰にでも親切である。あらゆる人の安全に対して過剰にコントロールしているのである。反動形成の重要な特徴は，無意識にある内容，抑圧された内容の反対の部分を維持することである。子どもは，対象への悪い願望を持つ代わりに，意識的には良い願望を持つ。そのような感覚の中にあるのが反動reactionである。それは抑圧されたものに対抗する逆の力として働く。

反動形成は，前超自我pre-superego[注8]の形成とも関係してくる。前超自我からの要求への子どもの反応をFerencziは括約筋道徳sphincter moralityと名付けた。前超自我の要求というのは，両親から引き継がれた命令である。括約筋道徳の場合，特に清潔cleanにすることの命令である。そこに超自我の前身が認められる。その要求が果たされることによる機制が反動形成である。括約筋道徳は，道徳性moralityのより低い形態である。道徳性の最早期の形は清潔であることであり，それは膀胱や腸のコントロールをすることである。Anna Freudによれば，Ferencziが全ての道徳性は偽りの善hypocrisyとして始まると言っているように，子どもは大人を真似ることを，その後には同一化することを学ぶ。大人は，子どもに花を見せ，"なんていい匂い"と言う。大人は排泄物の臭いを"臭い"と言う。そして，だんだんにその態度を獲得するのである。

## 9. 抑圧 repression

1985年に出版された防衛の分析の議論では，Anna Freudは，"1936年の著書では抑圧を悪く考えすぎていたが，現在では健康であって生じるものであると思っている"と述べている。大がかりな抑圧は，ある時期の範囲内で起きるように設定されている。それは多分，エディプス期であろうとAnna Freudは仮定する。エディプス願望を巡る衝動，近親姦願望や同性の親を排除したい衝動が抑圧されて，潜伏期に入ると仮定している。それは単に抑圧される場合もあれば，反動形成を形成し，あるいは移し替えられ，あるいは自己に向けられ，または恐怖症的に反応する場合もある。

抑圧は，排除すべき欲動や欲動派生物を知覚しないようにするが，それを変形することはしない。抑圧は，機能的な要求があがってきた時にいつでもなされるというものではない。抑圧へ向かう強力な過程がいつも働いているのではない。抑圧はそれが生じた過去から続いている。そしてしばしば，それほど効果を示さない。抑

圧されたものは戻ってくることがあり，戻ってくれば，意識に到達する可能性がある。しかし，再抑圧を導く。また，分析でしばしば生じるように，他の防衛機制の作用を呼び出す可能性もある。例えば，患者が，治療の時間の中で起きたことを突然に忘れるということが起きたとすると，その時起きたことは，治療者が患者の中に何かを展開させたということである。だが，患者はその流れをすぐに堰き止める努力をする。

### 10. 昇華 sublimation

様々な防衛が正常発達で現れる。とは言え，昇華は正常である中でも特別な位置にある。場合によっては，正常へと導くものになり得ると言えるかもしれない。病理的な現れを示したとすれば，その時には強迫的なcompulsive性質を持つ。不安が弱まるように利用されれば行き過ぎている。その場合，昇華と言えるのかは疑問である。

昇華を防衛であるとするのは，欲動派生物の観点から見ると，昇華が直接の満足への干渉だからであると，Anna Freudは述べる。例として，自分の便をぬりたくっている子どもを取りあげている。その行為の代わりに子どもが砂や水，プラスチック粘土で遊び，物を作り始めたとする。それは昇華であるが，昇華によって失われるのは，ある種の原始的な活動，汚い物を楽しみたい願望，皮膚の感覚，便の臭いなどの中にある，ある種の直接的で身体的な快である。それを諦める時，子どもは身体的な不満に続いて内的な不満に対処しなければならない。子どもはそこで取り引きをし，ある種の快を諦める。子どもの快はより少ないものになる。しかし，子どもがすることはもっと満足のいくものであり，最後にはより幸せに快適になることである。

一方，昇華とは逆の道というのは次のようなものである。攻撃性，あるいはサドーマゾヒスティックで性愛化された攻撃的な空想，例えば子どものマスターベーション空想として生じる空想に対して，身体的活動をそのはけ口にするなら，それは昇華とは逆のことが起き得る。欲動が自我の中に一体化する状態である昇華とは逆に，自我が空想に圧倒され，衝動に支配されている状態impulse-ridden characterとなる。このような人は，同じ衝動と空想を果てしなく繰り返す。その繰り返しは単調である。

反動形成が，子どもが自分に残しておきたくない特性を捨てる一つの方法であるとすると，昇華は望ましくない行為をより望ましいものに変えることである。衝動を洗練して，高い評価を受けている目標に向けて方向転換することである。

昇華がどのようなものかをより明確に示す例として，Anna Freudは，Aichhornを引用する。彼は，非行少年に対応する中で，少年たちの本能的な目標から決して離れすぎず昇華された活動を見出すことが非常に重要であるとした。その昇華された活動とは，本能的な目標を取り除こうと歩を大きくしてはならず，むしろ，可能な限り小さな一歩で始めることである。例えば，暴力的な少年が肉屋に配置されるかもしれない。ある少年は同性愛に近い段階であったが，高級仕立屋になるかもしれない。これは欲動の置き換えであり，このように昇華は大部分が活動である。

子どもの分析家は，子どもの中の昇華の蕾が成長するのを阻害しないように注意すべきであるとAnna Freudは強調する。もし，子どもたちの性的あるいは攻撃的な源の解釈をし始めれば，蕾のうちに全部摘み取る可能性がある。子どもは，精神分析の過程の中で，昇華の方向への一押しを提供されるべきである。分析しなければならないことに属さない何かが生じているかもしれないということに注意深くなければならない。

昇華の例として，次の少年の例が提示されている。少年は六歳[注9]だった。彼は利発な少年だった。両親は離婚していた。母親が彼を訪ねてきて，そして彼を残して去る時にはいつでも，彼はある種の落ち込みを感じていた。その状態

で彼は詩を創ったのである。彼は，分析セッションの中で，治療者に詩を書きとらせた。それはとてもすばらしい詩だった。この頃，彼の空想的な傾向，そして極端なさみしさと悲しみについて，また，彼が自身の知的な達成に注目していく理由となった，彼の傷つくことへの恐怖，身体的な傷つきへの恐怖（去勢不安）を分析した。この少年は波乱に富んだ経歴の後，文学の教授になった。

　昇華に関して，Anna Freudは，'代用を受け入れる'ことをいとわないことについて思索している。昇華はある意味，'代用を受け入れる'ということであるが，'代用を受け入れる'ということが人生の非常に早期に起きた場合，それはむしろ，後の昇華の発達についての不吉な前兆となる。赤ん坊は，元々の欲求を満たすものを得るまで泣き続ける。もし，ある赤ん坊が，提供された代用に非常に満足している，あるいは，そうであってはならない時期になっているにも関わらず，代理として世話する人に非常に満足している，ということがあれば，それは不吉な兆候である。よって昇華の潜在力とは，単に'代用を受け入れる'ということとは異なり，徐々に構築される何かであり，環境に相当量の影響を受けるとは言え，基本的に土台となる何かがあるのであろう。Anna Freudの昇華への思索は，正常性とは何かという問いに関連しているように思われる。

　前述の少年——彼は後に文学を選択した——は，実はスポーツの才もあったのであるが，そのスポーツで大きな去勢不安を発展させた。その結果，彼はスポーツの領域を完全に回避した。完全に回避したことによって，彼は恐怖症になったことに気づかなかったと言える。だが，発達が少しの恐怖症によっても干渉されないということを，いったい誰が達成できるだろうと，Anna Freudは述べる。ここには自我の制限が生じている。少年は，優秀なスポーツ選手になりたいとは思わなかったと同時に，その願望を制限した。ここには，彼が怖れていた競争を避けたということがある。彼にとっては，失うことは自身のパーソナリティ全体が壊れることを意味したようである。人生で競争からの自由はどこにも見つからないであろうし，彼が選択した文学の世界でも競争は存在するだろう。そのような選択やそこで出会う状況と個人の可能性の重なりに，正常と異常の全ての明暗がある。回避や自我の制限が行われていても，何らかの興味を満たすことになる何か，そして同時に，傷つくことから守ることになる何か，それは妥協であるが，それを昇華と言うこともあると思う，とAnna Freudは述べる。

## V．攻撃者との同一化

### 1．攻撃者との同一化 identification with the aggressor，及び関連する防衛

　攻撃者との同一化を代表とする，攻撃性の現れという特徴を示す，同一化の機制を主とした防衛は，Anna Freudが注目した複合的な防衛の一つである。

　Anna Freudは，攻撃者との同一化を示すのに適切な例として四，五歳の少女のエピソードをあげる。彼女には幼い弟がいた。彼は犬を怖がっていた。彼女は弟に次のように言った。"わんちゃんになればいいのよ。そうすれば，あなたは嚙まれないわ"と。もう一つの例は，キプリングのジャングルブックのモーグリである。ジャングルを通過する時，危険な動物に出会うといつでも，彼は，"ぼくたちは同じだよ。君と僕と"と叫んだ。そして何も起きなかった。この防衛は，攻撃者と同化する，あるいは，その相手そのものになろうとする，その相手のようになる，ということである[注10]。ここには投影の機制も働いている。

　同様に同一化を防衛として用いているが，攻撃者との同一化ではなく，攻撃性そのものへの同一化であるのは，次の六歳の子どもの例である。彼はある日，歯科医に行った後に分析に来た。その日，彼は極度に不機嫌な状態で来談し

た。彼は，治療者の部屋にあるあらゆる物に八つ当たりした。まず，弾性ゴムに目を付け，それを欲しいと言ったが，治療者が断ったためナイフで半分に切ろうとした。次に目を付けたのは大きな糸製のボールだった。欲しいと言ったが，とても全部はあげられないと治療者が断ると，またナイフを取り出して，糸の大部分を切り取った。そして，細切れに切り刻んでしまった。次にそれを放り出すと今度は注意を鉛筆に向け，根気よく削っては先を折り，削ってはまた先を折るということを繰り返した。だが，これだけでは彼が自分は歯科医になったという空想によって活動していたとは言えない。この場合は，攻撃者との同一化ではなく，攻撃性そのものへの同一化である。

同じ子どもであるが，ある日，学校での戸外競技の最中，彼の前で振り上げていた体育教師の握りこぶしが彼の顔にぶつかった。分析に来た時には，少年の唇から血が流れ，涙で頬を濡らしていたが，彼は両手で顔をおおってそれを隠そうとした。彼は，その日の帰りにも打ちひしがれていた。ところが翌日には，直立不動の姿勢を取り，完全武装の姿でやってきた。頭には軍帽，腰にはおもちゃの剣，手にはピストルを持っていた。彼は，"僕は，いっしょに遊ぶ時には，こんなものを身につけていたいんだ"と言ったけれども遊ばず，母親にポケットナイフを送ってもらえるようお願いする手紙を書いた。この場合，攻撃者との同一化とも言えないし，攻撃性との同一化とも言えない。子どもが大人の男性性と自己を同一化し，自己愛的な屈辱や現実の災難から防衛することに役立っているのである。

Anna Freudは，攻撃者に同一化すること，攻撃性に同一化すること，少年が大人の男性性に同一化することを区別している。経過が異なるので，経験的に区別していると述べている。取り入れや同一化は発達的にどのようなレベルで，どのような過程の中で行っているかによって，起きることが異なり，経過も異なるということであろう。子どもは，不安を起こさせる対象のある特徴を取り入れることによって，受けた不安経験に対処し，不安経験の扱いを習得しようとする。攻撃者を真似たり，属性を装ったり，攻撃性を真似たりするという，対象の性質，対象の一局面を使用し，子どもは脅かされる側から脅かす側へ，攻撃される側から攻撃する側へと自分を変える。

だが，攻撃者との同一化は逆転の機制と同一ではない。少年が犬を怖がり犬に同一化するということは，その少年が犬を噛むということを意味しているのではない。それが意味しているのは，彼もまた犬であり，そうであれば犬は彼を噛まないだろうということである。また，モーグリがトラであれば，トラはモーグリを噛まないだろうということである。攻撃者との同一化には受動的役割を能動的役割へと向けかえることが併存することは多い。しかし，攻撃者との同一化そのものは，受動から能動に変化するところまでは必要としない。子どもは自分自身を守るために攻撃者となっている相手に変化するが，攻撃者との同一化の機制そのものは，子どもが攻撃性を前の攻撃者に及ぼすところまでは意味しない。ただし，子どもが攻撃性を用いる場合，それがたとえ防衛としての現れであっても，その子どもが自由に使える攻撃性を持っているからこそ使うことができる。とは言え，現れている攻撃性が，その子ども自身の攻撃性であるのか，攻撃者との同一化であるのかの区別は容易くない。そして，子どもは自分自身の攻撃性と外界にある攻撃性との区別を十分にしているわけではない。

## 2. 攻撃衝動，攻撃性 aggression について

攻撃者との同一化，及び関連する防衛は，同一化の発達という観点から興味深い。同一化は超自我の発達の要素の一つであるから，衝動の支配に寄与するとAnna Freudは述べる。さらに，これを，単独の防衛機制として取り上げることには二つの意義があると思う。一つには，

'攻撃性の現れ'を，精神分析的に理解しようという試みである．つまり，精神性的発達とそこで生まれ発達する対象関係とを踏まえて，攻撃性を理解しようという試みである．結果的には，そこに現れている攻撃性を，精神分析的に扱うことができるかどうかを評価することになる．もう一つは，前超自我を含む，超自我の影響を自我が受けていることを示していることである．攻撃者との同一化の機制の現れが，前超自我の，自我への影響を明らかにしているのである．それら二つの意義はそれぞれ別のことであるが，超自我の成り立ちの過程の中で，子どもは親の愛情を維持するために何かを諦めて規範を受け入れ，欲求不満に曝され，それが攻撃衝動を生じさせる一因となるというように，ある種の攻撃性の問題と超自我の生成の問題とは重なりあっている．発達的観点から，特に子どもの場合，自我がこの防衛を権威との葛藤において用いている場合，正常発達の中で用いている可能性を認識している必要がある．

Anna Freudは，攻撃者との同一化の項のはじめに，Aichhornの例を引用する．ある小学生の少年がいつもしかめっ面をするということで連れてこられた．教師の話によると，少年は非難された時や叱られた時に，しかめっ面をする．そしてそれは，クラス中に大爆笑を引き起こす．Aichhornは子どもと教師の二人を注意深く観察し，少年のしかめっ面が教師の怒りの表現を真似たものであることを発見した．少年には先生をやっつけようという意図はなかった．この少年は先生に叱られるという不安に打ち勝つため，一種の防衛として，先生の特性の一部を真似したのである．攻撃性の現れが，真の意味においては，他者への攻撃ではなく防衛である場合があるのである．また，攻撃者との同一化ではないが，前述した急性不安状態になる少女の例（防衛の分析：防衛を分析の対象とする項，情動に対する防衛の分析から分析を始めた例）では，Anna Freudは治療者として，患者が，治療者を攻撃しているのか，あるいは転移であ

るのか，またはそれ以外の現象が生じているのかを，精神分析的な姿勢を忠実に貫いて，注意深く見極めている．

父Sigmund Freudは精神分析を興すにあたり，患者にリビドー衝動を向けられる現象を技術的に克服する理論を必要とした．それは，（対象）転移という現象の発見となり，恋愛性転移という理解が生まれる．同様に，Anna Freudは，攻撃性，攻撃衝動を研究する必要性に直面した[注11]．実際，Anna Freudの例には，防衛として攻撃性が現れている例の他にも，それぞれの発達の局面に特有の現れ方によって幼児的な殺人願望を生じ，その気持ちを扱いかねて防衛を重ねている症例がある．例えば，敵意を極めて制限された方法でしか表現しなかった男性（防衛の分析：防衛の転移の項の例）の例，防衛に多大なエネルギーを消費してしまっている婦人の例（防衛機制：最初の例），学校恐怖症の女児の例（防衛機制：投影，外在化の項の例）がそうであろう．単純な防衛の例としては，反動形成（防衛機制：反動形成の項）によって過度に親の安全を心配する子どもの例がある．これらの例では，攻撃性の過度な防衛によって生産的な活動が制限されているという神経症の特徴が現れている[9]．攻撃性，攻撃衝動を，自身の発展や成長に寄与するものとできるかどうか，それを自身のために使えるかどうかという課題が見えてくる．

前述したように，Anna Freudは，攻撃者との同一化の過程の中に，超自我の正常な発達の一面に共通するものとの関連をとらえていた．乳幼児は，生存に必要な対象にリビドーを向けることが可能となる発達を経て，その対象が愛情対象になることによって，愛情対象の要求や躾を受け入れる（前超自我）．その時に生じる欲求不満は攻撃衝動となり，あるいはその他の事情で生じた攻撃衝動も含めて，愛情対象（リビドー対象）にリビドー衝動と攻撃衝動の両方を向ける[18,20]．そのような自身に直面し，愛情を失う不安や愛情対象を失う不安，去勢不安な

どの不安に出会う。そして、自我は、一連の発達によって生じた不安や葛藤、罪悪感の対処をしなくてはならなくなる。

攻撃者との同一化に関連して、Anna Freud が注目していることの一つは、自分の行為とそれへの他からの批判（例えば、親に叱られること、親に禁止されること）とを結びつけることができる[注12]ようになるという局面である。それは、自分の行動を批判する他人の考え（自分の行為を叱責したり禁止したりする親の考え）を内在化するという局面へと繋がる。子どもはこの内在化を反復し、自分を躾ける責任を負う人々の性質を取り入れ、その性格や意見を自分の物にしていくことによって、超自我形成の材料を準備する。攻撃者との同一化という防衛機制を用いることによって、内在化された批判は自分自身に対する批判とはならず、外界に向けられる。攻撃者との同一化という防衛過程によって、内在化された批判が外界に対する積極的な攻撃として現われる。

この過程にある例として、次の二例が提示されている。

その少年は、エディプス期の最頂上にある時、母親に対する固着を克服するために、この特殊な機制を用いた。近親姦願望の防衛として、この防衛を用いたのである。彼は、母親に対する怒りを爆発させることによって、母親との関係を障害した。ただし、彼は何でもかんでも理由をつけて母親に怒ったのではなく、好奇心という特別なことについて特に怒ったのである。分析の示すところによると、この好奇心は、母親の本能生活のものではなく、彼自身の本能にあることがわかった。母親との関係に関する部分本能が、少年の中で窃視症的な衝動となっていた。少年の空想は、母親は彼が母親に向けているリビドー感情を知っていて、彼がそれ以上に母親に求めることを、母親は憤然と拒んでいる、怒りを持っている、というものであった。彼は、自分に怒る空想上の母親に同一化したのであるが、実際、母親の怒りは、彼が母親に怒りを爆発させることによって再生されていた。彼の防衛は攻撃者との同一化に加えて、役割の逆転の機制がある。彼は母親の怒りを取り引き、彼自身の好奇心を母親に引き渡している。

ある若い女性患者は、抵抗の現れる時期になると、治療者が隠し立てをしていると言って非難した。治療者が打ち解けないし、彼女に個人的な質問で苦痛を与え、彼女からの質問には返事もしないと言って非難した。この非難はしばらく止むが、また始まり、その繰り返しは自動的とも言えるほどだった。それは次のようなことが起きていたのであると、Anna Freud は説明する。時々彼女は、ある種の抑制のために自由に話し出すことができなくなると、意識して重要な個人的問題は隠した。そのような時、それは分析の基本規則を破ることなので、彼女は治療者が自分を非難するのではないかと恐れた。彼女はその空想上の非難を自分に取り入れ、逆に、能動的役割を引き受けて、非難を治療者の方に向けたのである。

これらの例では、まだ、自分が罰せられることの恐怖と犯した罪とが結びつけられないままである。不快な自己批判から自己を護るために、批判が内在化されるとともに罪は外在化される。そして、批判を受ける恐怖と、それに至ると空想している行為とが心の中でまだ結びつけられていない。その時、他人が行った行為への激しい批判は、自分自身の行為に対する罪の意識の代理者であり、その前駆となるものと言える。自我が自分の過ちであると知覚すると、自我は自己批判や罪の意識によって引き起こされる急激な不安にも耐えなくてはならないという課題を引き受けることになる。そのため、自我機能の広がりや初期の厳しい超自我の緩和などの準備ができていないうちに、単に防衛機制として批判を自己へ向けかえることが生じてしまうと、たとえ罪悪感は軽減しようとも、自我は大変な苦しみを負うことになる。

分析が進むと、患者は今まで気づいていなかった無意識的な攻撃衝動を意識するようにな

る。それまで堰き止められていた感情は，転移の中に吐き出されていく。しかし，分析内で攻撃性そのものを吐き出しても，少しも効果はない。処罰の恐怖や超自我の脅威が軽減されなければ攻撃は減らない。そのためには，治療者が患者のリビドーに目を向け続けていることが重要になる。そのような治療者の姿勢がリビドーの発達を促し，攻撃性がリビドーの有益な影響を受けて，共に人生を前進させる推進力となる道を開く[7]。これをAnna Freudは，リビドー衝動と攻撃衝動との融合fusion[7]という言葉で述べている。言い方をかえれば，攻撃性が脱融合[16]して突出した状態にある時には，攻撃性を吐き出させることでではなく，攻撃衝動とリビドー衝動とが融合して人生を進める力となることによって，攻撃がおさまる可能性が開かれる。

## VI. 利他主義の形式

利他主義の形式 a form of altruismは，投影（外在化）と同一化の機制とが複合的に働く防衛の様式である。Anna Freudはこの形式を用いる人の超自我発達の特殊性に関心を寄せる。また，これは，病理的ではあるものの，攻撃衝動がリビドー満足の達成の助けとなる一形式である。Anna Freudは，攻撃衝動は，常に，リビドー満足達成の助けになり得ると考えていた。

1985年に出版された議論では，Anna Freudは，ここで投影と言っていることは，今では外在化と言うと思うと述べている。そして，利他主義の形式では，"ある人がある願望を持っており，それを好んでいる。その人は自分自身にそれを満たすことはあえてしない。それがその願望を外在化する理由になる。外在化されたものは，満足を得ることを望まれている大きな衝動である。ただし，その満足をその人は他者を通して得る"のである。そのあり方には超自我の厳しさが関係する。しかし，この方法が特別である理由は，厳しい超自我によって全てを非難するのとは異なっていることである。利他主義の形式を用いる人々は，自分自身の願望の存在を外界に見つけ出し，それを非難するのではなく，そこで満たすのである。

利他主義の形式の防衛では，投影の機制の二つの特徴が力を発揮する。一つには，防衛機制の投影の項で記したように，投影の機制の背景として，他の人の中で生じていることに対する最高に高められた感情移入（自己移入）がある。嫉妬を投影したり攻撃的行為を他人に帰したりすると，投影機制は人間関係を破壊するが，逆に投影というある種の感情移入が価値ある陽性的な人間関係をつくったり，相互の関係を強化したりするのに役立つことがある。もう一つには，投影は危険と感じる衝動を知覚しないようにするだけであり，衝動そのものは変化しないということである。投影では，自我にとって危険と感じられる衝動は外部に置き換えられ，'このことはもう私ではない'という状態になる。自我があってはならないとする衝動は，投影によって自我の知覚から切り離されはするが，本能過程そのものは変化を被らない。

外界に自分自身の願望の存在を見つけ出した場合，利他主義の形式を用いる人は，あらゆる人に，特に何人かの特定の人には他の人以上に，その人がその願望のようにあるべきだと思い，自分の助けによって，その人がそうなることを楽しむ。とは言え，その特定の人となった人は，一度は嫉妬の対象，あるいは一度は嫉妬の対象であった対象の代理であることが多い。

利他主義の形式は，一人の人に直接に向けられるのではなく，多数の人に向けられるという性格傾向である。利他主義者の願望満足の背後にある駆り立てるものが，他の人の願望の背後に置かれるのである。そして自分自身の満足のために，別の人を満足させたいのである。自分の本能衝動を他人に譲り渡すという点で利己的であるかもしれないが，他人の衝動を満足させるために努力するという点からみると利他的と言える。単に'善行の人'であったり，'仕切

りや''威張りや'など，あらゆる段階があり，低いレベルで維持されたり高いレベルになったりする。非常に快の人にもなり，あるいは最も不幸な人にもなる。

　この防衛過程は，二つの目的を果たしている。一つには，その人が他人の本能満足に友好的な興味を示すことを可能にし，超自我の禁止にも関わらず，間接的には自分自身の本能欲求を満足させるということである。もう一つは，元々はその人自身のものであるはずの制止された行動や攻撃性を，それによって解放していることである。その人自身にとっては，内的葛藤によって禁止されている楽しみや欲求を他の誰かが得て，その人はそれを楽しむのであるが，それが全てなのではない。同時にそれは解放であり，攻撃性の流出口をつくる。この攻撃性は禁止されたものである。そして，利他主義によって，自分自身の代理の快と攻撃性の吹き出し口の両方を持つ。そういう意味で，この形式は，攻撃性がリビドー満足の助けとなり得ることについて，リビドーと攻撃性の協働の一形式である。

　この防衛過程が生じる状況を分析すると，この発生は，ある種の本能を充足させようと両親の権威と闘っていた幼児期を起源とすることが示される。母親（リビドー対象）に対する攻撃衝動は，本人自身の願望を満足させるということである限り禁止されているが，その願望が表面上，誰か他の人のものになった時，攻撃衝動を自由に表すことができる。その攻撃性が向けられる対象はいつも，幼児期に本能充足を断念させた権威（例えば両親）の代理人である。

　次の例によって，Anna Freudはそこに存在する攻撃性の役割を説明する。ある若い女性患者がいた。彼女は，大きな罪悪感を持っていた。その罪悪感は，彼女自身の人生の願望を満足させようとすると，いつも両親と喧嘩になることによって生じるのだった。ところが，ある日，突然，彼女は分析の中で相当の気持ちでもって次のように話した。"私が黒人だったら，あるいはアメリカ原住民だったらなあと思います。そうしたら私は，そういう人たちの解放のために戦うことができたでしょうに"。彼女のこの言語化は，実は，彼女は罪悪感を持っていないということを意味する。ある意味においては，攻撃性は，全く自我親和的なものであり，超自我にとっても親和的である。そういう状況であれば，今は抑えなければならない権威者に対する攻撃性全体を放出できるのに，ということである。

　利他主義者の一つのタイプとして，他人の問題を解決しようとする人々，社会を改善しようと（ひとりよがりに）行動する人々 do-goodersがいる。そういう人々というのは，善い仕事に極めて活動的であるが，同時に彼らは自身の目的を実行することにおいて極めて攻撃的である。彼らは，他者を満たしているのであるが，それよりもむしろ，彼ら自身の利益のために他者を代表して攻撃性を使っているのである。

　Anna Freudが明らかにしたこの防衛の形式は，単に羨望を回避しているのではない。マゾヒズムと密接な繋がりはあるものの，マゾヒスティックそのものであるのではなく，反動形成でもない。マゾヒスティックである場合のように，自身が体験している苦しみや剥奪から喜びを導き出すのではない。利他主義の場合，内的葛藤のために自身の願望を実行することができないのであり，自分の願望を実現するために助けることになる代理を探しており，その代理を見つける。それは，マゾヒズムを拒否することであり，この形式を自己愛的な傷つきを克服する手段とする。反動形成は，他者に向けている敵対的な願望に対する防衛であるが，利他主義の人は，共有する本能的な願望に基づいて繋がる他者と，同一化するという以上の状態，何か一つになってしまうような状態となる。自身が生き生きとしているために他の人を活動させなくてはならない。そして，その人自身の人生を考えることが他者の人生を考えることに変化する。そこには敵意はない。

この利他主義の形式を生きる人について，エス，自我，超自我の発達の観点から，Anna Freudは次のように述べる。"自我には相当のレベルが必要であり，超自我発達は特有の過程を取っている。そして欲求満足を自我と超自我とが扱っている形式である。その願望充足は，他者に代理として譲り渡されるものの，象徴的な何かになるのではなく，自身が持っているものと同じもののままである。その一方で，攻撃性を自身のために用いることができず，そこは他の人の役に立つだけの状態に止まっている。そして，そのような形式を用いることによって何も得ないのであれば，それを行うことはありえない。そこには大きな野心を断念することに対する何らかの報酬があるはずである"。
　実際には，この形式は，一般生活の中でありふれた形で認められる。しかし，死の不安という点から考えてみるとこの利他的な形式で生きる人の特徴が際立つことを，Anna Freudは次のように述べる。利他主義の人は，自分自身の本能衝動を渡した代理となっている人物の安全を心配する。その人物に生命の危険が訪れないかを過度に心配し，そのことで大きな不安を体験する。そのような人は，自分自身を放棄して他の人びとの人生を生きているのである。そして，代理となった人の死は，自身の願望充足への希望の崩壊を意味することになる。死の不安，死の観念の苦しさ，生きたいという熱烈な望みというのは，本能願望とその人固有の人生とが結びつけられてこそ，生じるものなのである。

## Ⅶ．おわりに

　防衛の分析という観点から，Anna Freudの臨床実践と臨床観察に触れてきた。防衛という視点によって，分析的な治療状況を図式的に示すなら次のようになろう。
　自我の防衛機制によって，あるいは自我が種々の作用や状況を用いて防衛を生じさせることによって，分析的治療状況の中に抵抗という現象が現れたなら，それはその人のパーソナリティ構造をより理解可能とするような一局面が立ち現れたと言えよう。その現象は，患者にとっては無意識のものである。そして治療者だけが，起きていることを認識し得る。防衛によって立ち現われたその局面には，エスの要素，自我の要素，超自我の要素あるいは外的要素による複合的な現象が生じている。患者は，その場にリビドー衝動の転移や防衛の転移の形で過去の葛藤を現在のものとして顕在化させる。治療者は，患者の未来の可能性を見据えつつ，過去と現在とを扱う。
　治療状況で生じる自我の防衛機制について，治療者は防衛から抵抗へと視点を移す。Anna Freudは，もちろん抵抗という概念はあるものの，あくまでも防衛という視点を維持し続けているという印象を受ける。そのような，防衛機制そのものへの関心が，攻撃者との同一化や利他主義の形式などの複合的な防衛の様式の考察へと結実している。ここには，防衛の理解からパーソナリティ構造の理解を構築することで，その人自身を描き出そうとする姿勢がある。この姿勢はこの後，"正常とは何か"という思索へと繋がっていく。その思索の根底には，複合的でありながら統合的な人間理解の試みがあり，個人が願望を自我自身の長所によって現実原則に基づいて達成すること，利他主義の形式の箇所でAnna Freudが用いた言葉を借りて表現すれば，'自分の人生を生きる'こと，'本能願望とその人固有の人生とを結びつける'ことへの探索的な試みがある。
　さて，Anna Freudは精神分析治療を万能であるとは考えていない。後には，精神分析治療の限界を認識することによって，これが害となることがないよう警告している。その一方で，精神分析的知見を広く応用することに早くから開かれていた。その精神分析的知見とは，精神性的発達論とメタサイコロジーである。一つには，Anna Freudには，かなり早い時期からの施設での臨床がある。この著書『自我と防衛

機制』の出版までに，第一次世界大戦孤児に住まいと教育を提供したSiegfried Bernfeld, 非行少年の施設でディレクターであったAugust Aichhornとの仕事があり，また自らも出資者を得て小さな学校を開いている。もう一つに，この『自我と防衛機制』の仕事が，Ernst Krisの助力を得て成し遂げたものであることがある。Anna Freudによれば，Krisは，臨床実践にあたっての評価や発達の予測の重要性を認識していた[8]と言う。

この先，Anna Freudは，精神性的発達論及びメタサイコロジカルな観点を，子どもの成育に関わる人々に役立て，また個人を理解することに向けて，広く応用可能なものを求めてまとめあげていくことになる。病理にとらわれることなく，正常性の複雑さをも含めて評価をすることを目的に，発達ライン，発達プロファイルを具体化[19]する。1936年出版のこの著書『自我と防衛機制』では，その思春期の記述の仕方や，防衛の準備段階，複合的な防衛を見出す視点，防衛に向けられる全般的な視点，局所論と構造論とを自在に用いて分析状況を描く観察力と描写力の中に，その後に展開するAnna Freud独自の眼差しを十分に感じることができる。

## 注

1) Anna Freudによれば，分析の仕事を単純な言葉で表現すれば，どの心的領域に属するものであろうとも，無意識のものを意識にもたらすことである。

2) 分析にあたっては，エス，自我，超自我の三つの心的領域の中のすべての無意識的要素に平等で客観的な注意を向ける。分析作業によって患者の無意識を解明しようとする時，治療者は，エス，自我，超自我から等距離の時点に立つ。Anna Freudはそのような治療者の姿勢を中立性と呼んだ。治療者は自身が見ているものについて，今，どの心的領域の動きを見ているのか，どの心的領域から何を見ているのかということに意識的である必要がある。

3) Anna Freudは，構造論と局所論とを自在に用いている。

4) Anna Freudが教育，研究，臨床で関わっていたHampstead Clinicでは，その後，習慣的関係様式の転移，性格転移と名づけている[20]が，Anna Freud個人は，1936年においても，1972-1973年の議論においても，この例について，それが定義されるところの真の転移ではないと考え，転移という言葉を付すことを避けている。

5) ここで意味する対象は，母親など愛情対象・リビドー対象である女性や，その代理者たちfemale love objects or their substitutesである。

6) Anna FreudがDorothy Tiffany Burlinghamとともに設立。1941年から1945年。

7) ここではdas Ichが含んでいる意味として，Anna Freudは，the self, the person, the egoを列挙している。「あらゆる放棄された対象関係は，das Ichの中にその残滓を残す」のである。

8) イントロジェクト，超自我前駆などの言葉で言い表される超自我の未分化，未成熟，より原始的な状態に対するAnna Freudの表現。

9) この少年は，晩年のAnna Freudに，分析の中で自分が創った詩を送って欲しいと連絡してきていると言う。成人となった，その少年自身であると思われる人による出版では，九歳から十二歳となっている[9]。Anna Freudがこの少年について話す時には，六歳の少年であると話している。

10) Edith Jacobson（1964）[13]によれば，同一化には，その相手そのものになるという空想による原始的な段階もあれば，同一性を発見した後の同一化のように，未来指向的な同一化の段階もある。ここでの同一化は前者のような段階である。

11) Hermine von Hug-Hellmuthの衝撃的な事件がある。彼女は，1924年9月9日，自分で育て，分析（プレイ・セラピー）した甥に殺された[17]。

12) Anna Freudは，このような状態について，括約筋道徳と比較して真の道徳性true moralityと言う。

**教科書**

1) フロイト，A.（1936）自我と防衛機制（アンナ・フロイト著作集 第2巻）．黒丸正四郎，中野良平訳，岩崎学術出版社，東京，1982．

2) Freud, A.（1936）The Ego and the Mechanisms of Defence. Translation by Cecil Baines, The Hogarth Press, London, 1937.

3) Sandler, J. and Freud, A.（1985）The Analysis of Defense: The Ego and the Mechanisms of Defense Revisited., International Universities Press, Inc., New York.

**参考書**

4) フロイト，A.（1965）児童期の正常と異常：発達の評価（アンナ・フロイト著作集 第9巻）．黒丸正四郎，中野良平訳，岩崎学術出版社，東京，1981．

**引用文献**

5) Dyer, R.: The Work of Anna Freud: her Father's daughter . Jason Aronson, Inc., USA, 1983.

6) フロイト，A.：精神分析に関する教師と両親のための4つの講義（1930）（アンナ・フロイト著作集 第1巻）．岩村由美子，中沢たえ子訳，岩崎学術出版社，東京，1981．

7) フロイト，A.（1949［1947］）攻撃性と情緒発達との関連：正常と異常（児童分析の指針（下）アンナ・フロイト全集 第6巻）．黒丸正四郎，中野良平訳，岩崎学術出版社，東京，1984

8) フロイト，A.：子どもの観察と発達の予測――Ernst Krisに捧げる講演（1958［1957］）（アンナ・フロイト著作集 第7巻）．牧田清志，阪本良男，児玉憲典訳，岩崎学術出版社，東京，1983．

9) フロイト，A.（1968）児童分析の適応と不適応例（児童分析の訓練――診断および治療技法．アンナ・フロイト全集 第10巻）．佐藤紀子，岩崎徹也，辻祥子訳，岩崎学術出版社，東京，1982．

10) フロイト，S.（1922）嫉妬，パラノイア，同性愛に見られる若干の神経症的機制について（フロイト全集17）．後藤訓任訳，岩波書店，東京，2006．

11) フロイト，S.（1926）制止，症状，不安（フロイト全集19）．大宮勘一郎，加藤敏訳，岩波書店，東京，2010．

12) Heller, Peter（1983）A Chile Analysis with Anna Freud. (Eine Kinderanalyse bei Anna Freud (1929-1932). Translated by Salome Burckhardt and Mary Weigand and revised by the author) International Universities Press, Inc., New York, 1990.

13) Jacobson, Edith（1964）The Self and the Object World. Inter National Universities Press, Inc. New York.（自我と対象世界――アイデンティティの起源とその展開．伊藤洸訳，岩崎学術出版社，東京，1981．）

14) Meissner, W. W., S. J.（1970）Notes on Identification 1. Origins in Freud. Psychoanalytic Quarterly 39: 563-589.

15) 皆川邦直（2012）アンナ・フロイト『自我と防衛機制』．立木康介編著：精神分析の名著――フロイトから土居健郎まで．中央公論新社，東京．

16) 皆川邦直（2014）思春期青年期のサイコセラピーから学ぶ．思春期青年期精神医学会第27回大会学術講演，札幌．

17) セイヤーズ，ジャネット（1991）20世紀の女性精神分析家たち（Mothering Psychoanalysis. 大島かおり訳）．晶文社，東京，1993．

18) 柴田恵理子：René Spitzの業績――特に，対象関係の発生について．思春期青年期精神医学 24: 54-72, 2014.

19) 柴田恵理子：発達ライン――Anna Freudの発達的観点．思春期青年期精神医学 27: 38-62, 2017.

20) Spitz, R. A. (In: collaboration with W. G. Cobliner) (1965), The First Year of Life-A Psychoanalytic Study of Normal and Deviant Development of Object Relations. International Universities Press, New York,

1965.
21) サンドラー, S., ケネディ, H., タイソン, R. L.（1980）児童分析の技法：アンナ・フロイトのケース・セミナー（The Technique of Child Psychoanalysis: Discussions with Anna Freud. 作田勉監訳). 星和書店, 東京, 1983.
22) Young-Bruehl, E.（1988）Anna Freud: A Biography.

## 思春期に現れる乳児期来の諸問題

小倉　清

### 1. はじめに

　私たちの精神活動は早期の胎児期から始まっており，年余を経て老齢に至って生命を終えるまでの間，それら各年齢相応の様々な課題との様々な闘いは間断なく続くものと考えられる。しかも年齢を重ねてゆきながらそれら多くの課題の痕跡はずっと，いうなれば未決のまま積み重ねられてゆくものであって，決して十分に乗り越えられることはないままに，どこかの時点でどのようにしてか，様々な型をもって精神的な乱れとして立ち現われて，再検討をせまられることになったりするのである。

　それは起こるべくして起こるのであって，結果として何人も完璧な人格をもつことはない由縁ともいえるのであろう。しかし同時に私たちは誰しもが人格的には個として「私」であるのであって，終生そんなに大きく変化することはないのが一般であるといえよう。

　思春期それ自身の課題としてもいくつかのことが指摘されるのだが，ここではそれにはあえて直接にはふれないで，様々な問題が起こってくる由来をめぐって考察してみる。

　なぜそんなことに挑戦するのかといえば，思春期に至るその前の時期において，すでに私たちは人生におけるあらかたの基本的課題に直面し，かつそれらはいかにも過大なものばかりが集約しているために，人はそれらに圧倒されてしまい，結果として思春期にはもう十分に傷ついてしまっているのが一般であるという事情があるからである。しかしそんな挑戦がどうして可能なのかということについては，かく申す私自身の些少の体験や観察があること以外に，産科医・小児科医・看護師・心理師など周産期以来，そしてその後は乳児院・保育園・幼稚園・養護施設などで働く人々の観察や臨床経験などの大きな集積があるからである。学校教育の場からのそれらも重ねて重要であろう。もちろん親たちの様々な体験報告も重要である。それらの情報をざっとおさらいしてみると以下に述べるごとくであろう。

### 2. 胎児期

　従来，胎児期は赤ちゃんがもっとも安心していられる安全なものと考えられてきたかもしれないが，超低体重児（200gとか）をめぐる直接観察や臨床経験の集積からして，そういう神話が崩れ，人は胎児期からもう人として様々のきつい体験をしていることが知られるようになった。2-4歳のほとんどの人はその時期について大体一致した記憶を細かく語るものであるし，お母さんたちの多くも合い重なる報告をしている。思春期の人はもとより，成人でもそういう

---

Experiences in early childhood vs. clinical problems seen at puberty stage
*　クリニックおぐら
〒154-0023　東京都世田谷区若林3丁目16-11
Kiyoshi Ogura : Clinic Ogura

記憶をはっきりもっている人は少なくないし，また精神科の臨床でも重症な人ほど鮮やかな記憶をもっているのである。あるいは彼らは語るものとして，それ以外の何ものもないという風であったりする。ただそういう陳述を自らする人は，相手を選んだ上で慎重に語るものであるのは重要なことといえよう。また一般に私たちは時として訳の分からない，とても恐ろしい夢をみて不安にかられて眼がさめる体験をもっているのではなかろうか。

### 3. 周産期から乳幼児にかけて

妊娠も末期になると，胎児は出産に備え始める。お母さんのお腹がもうせまくなり窮屈に感じ始め，やがて産道を回転しながら出口に向かう。そして急に明るくなって眼をパチパチさせたという趣旨の記憶を語る。帝王切開の場合には回転がなくて，いきなりパッと明るくなりびっくりしたという。これらの言葉は2-4歳くらいの人が「あんな苦しいことはおぼえてはいられないよ」という言葉があってのことである。それほどに苦しい体験だったということになる。

生まれてすぐの赤ちゃんは「赤い」のではなく，むしろ「紫色」をしていて，ブルブルふるえているのが普通であろう。出産の過程はそれほどに苦しい体験なのである。人間の不安の根源は出産時の体験にある，という学者がいる程なのである。

産まれてすぐの赤ちゃんはお母さんのお腹の上におかれて，そこから自らの力でお母さんのオッパイに向かって動いてゆくのだが，それは生まれてから30分位の間までのことであって，あとはもうお母さんにしっかり抱かれて静かにじっと憩うかのようであり，その間に母子共に身体的な様々な重要な変化が次々と起こっていく。お母さんもここで様々な思いを体験されることだろう。そしてそれらの思いをお母さんはその後もずっと忘れることはないのが普通である。

産まれてすぐの初乳を断固拒否する赤ちゃんとか，赤ちゃんを拒否するお母さんもいることはあるが，それはもうそれなりの歴史的背景があってのことなのであって，一般には母子二人はお互いをよく知り，認め合える関係を作ることにまずは専念する。最初の一カ月位はその作業は試行錯誤の日々になり，母子ともにやや不安定になるのかもしれない。日本では大体は母親の実家で生活し，まわりからの様々なサポートを必要とする。これが例えば，夫の仕事の関係で異境の地での生活で，まわりからのサポートが殆どないような場合には，母子共に大変にきつい日々になるのかもしれない。

様々な状況や事情がからむことだろうが，二カ月をすぎ三カ月にもなると，大体はお互いに相応の見当をつけられるようになり，やっと余裕をもてるようになるものだろう。そして赤ちゃんもお母さんをお母さんとして認識し，そこで初めていわゆる「三カ月微笑」をみせることになるのが一般である。この微笑は人としての精神的な発達の標（しるし）となるものといえよう。母子の間でお互いに相手が何を考え，何を思っているのかが，言葉を介することなく，大体は見当がつくことになる。

しかし三カ月を過ぎても，お互いに何を考え感じているのか見当もつかないという場合には，恐らくその後もそれがずっと長い間，時には一生を通じて継続する場合さえある。信ずるということは絶対的なものであって，そこに理由や理屈は存在しない。「三カ月微笑」はその点，絶対的なものと考えられる。

ある著名な思想家は生まれて三カ月の頃，「どうしてこの人（母）は自分にオッパイを与えるのをいやがるのだろうか」という思いをもったという。それでその後も，ずっと生涯を通じて「なぜ？」と思い，深く思索する習性を身につけたという。あるアイルランド出身のフルート奏者は「私は生まれてすぐからもうフルートを手にもっていた」といわれ，ある別の音楽家は，1歳になる前から音・リズムにいたく興

味を示し，こだわっていたという。習性と才能というべくして，それらは生まれて数か月以内にはすでにして明らかになっていて，まわりの人からの注目を集めていたということになる。

　三カ月位になると首がすわり，大体130°位の角度で左右を見ることができるようになる。それ以前はお母さんとの関係性に大体は埋没していたのが，もっと広い視野で物事を実によく観察できるようになるのである。このことは成人においてはもはや殆ど不可能になることを考え合わせると，非常に重要な意味をもつ。まわり130°のものだけではなく，赤ちゃんの鋭い観察力はお母さんについても，しっかりとなされるのである。お母さんという人はそのまわりの人々とどんな性質のやり取りをしているのかも見ているのである。

　ある3カ月半の男の子が，次のような行動を示した。このお母さんは産休中だったが，ある日職場の皆さんに3カ月半の赤ちゃんと共に挨拶に上がったその場での出来事である。お母さんは職場の玄関のドアをあけて靴をスリッパにはきかえようとした。部屋の中には10人ほどの人々がいた。それに気付いた赤ちゃんは，パッと両眼をつむって寝たふりをしたのである。このお母さんは大きな笑い声で，皆の歓待に応えていた。するとこの赤ちゃんはまず細くうす眼をあけて人々の様子をみた。そして状況からしてここは安心できる所だと判断したのだろう。うす眼はだんだんと開いてやがてパッチリとした眼になり，母親やその場にいた人々を見ながら満面の笑顔になったのである。この赤ちゃんはまず狸寝入りをして，まわりの様子を確かめ用心深く，うす眼からだんだんとパッチリ眼になったというわけである。いうまでもなく，この赤ちゃんはお母さんとの間で，いい関係をもっていたのである。

　人によって異なるかもしれないが，四カ月から六カ月位になると「イナイイナイバー」を楽しむことができるようになろうか。それは世界中どこでも見られる遊びの一種で，その前半の「イナイイナイ」は本当を言えば少しこわいことなのだが，しかしそのあとに必ず「バアー」があると知っているからこそ可能な遊びとなる。大体，楽しいことや面白いことにはいつもそこに恐怖の気持ちを伴っているものである。たとえば自動車レースや激しいスポーツでは，現実に大きなけがをする可能性がある。バンジージャンプやジェットコースターなども悲鳴をあげるほどに楽しいものであるらしい。「イナイイナイバアー」もその類なのである。しかしこの場合はあまり何度も繰り返すことはできないものであろう。泣き出す赤ちゃんもいる位なのである。自分は本当に親から愛されているのだろうかという疑問がどこかに隠されているのかもしれないのである。

　「人見知り」という言葉は大人の場合にも使われるが，本来はこの時期の赤ちゃんが示す行動としてのそれであろう。お母さんとの関係が特に意味あるものとして認知されていて，そして「人見知り」があるのであって，もしこの年齢で「人見知りがない」ということになれば，お母さんとの関係が赤ちゃんにとって，なんらの意味もないことになる。「イナイイナイバアー」と「人見知り」とは，この時期に相携えて重い意味をもった現象と考えられるのである。しかしかといって，「人見知り」が余りにも激しくて，母不在ではもうどうにもならないという場合には，母にくっついたままで夜も日も明けない状態になりかねない。日本人は一般に「人見知り」の人が多いといわれてきたが，昨今，若い人の間ではむしろ人に対して無関心である人がより多くなっている感じがあって，病理が更に重いように思われる。殺人者が「誰でもよかった」と述べる事件が時々起っている。

　個人差が大きくあって，一人で歩くようになるのが早い人だと八カ月くらいのこともある。ハイハイから始まって，つかまり立ちをすることになるが，このつかまり立ちではそれ以前のいうなれば一次元の世界から，二次元の世界になる訳でもう物事は非常に異なって見えること

になる。この大きな変化の体験を成人になってもハッキリと憶えている人がいる。

　もっとしっかり歩けるようになれば，今までより幅広い世界に入ってゆくことになる。700万年とか前に人は四足歩行から二足歩行になって，そこから大きな展開が始まったことを考えれば，その深い意味も理解されようというものである。

　とはいえ歩き始めて自分の思い通りに行動しようとすると危険が伴うことにもなる。そこでまわりはある制限を加えることになる。ここで起こる葛藤をめぐって，まわりの人々がどのように対応するかが問題になりうる。危険はある程度は自分で対決し，解決することが望まれるといっても，それはいくらかの苦い体験を経た上でのことになるのかもしれない。時と場合によってはまわりの人が断固とした態度を示すことに不安があることもありうるわけで，そういった体験がそのまま思春期における体験に影をおとすことはありうることと考えられる。

　これも個人差があって様々になるのかもしれないが，<u>離乳食</u>と<u>断乳</u>ということがある。昔とちがって現在では様々の離乳食がビン詰めなどで販売されているので，赤ちゃんの好みにしたがって選ぶことができる。お母さんの考え次第では，ご自分で様々の味のものを調理する場合もあろう。そうなるとここは実にvarietyに富んだ状況が展開されることになって，母子の関係に様々の影響を与えることになるのかもしれない。成人の食生活のあり方の基本がこの辺にある場合もあろう。断乳については様々の場合がありうるわけであって，要はそれまでの母子関係がどのようなものであったかに大きく依拠する。ごく簡単に終わる人もいれば，三歳をすぎてもおっぱいに手を当てたままよそを見つづけて，必死に我慢しようとする人もまたいる。弟とおっぱいを取り合うような人もいるだろう。

　<u>排泄の問題</u>は身体的な意味合いの他に，もっと別の次元の問題をも示すことになる。一般に赤ちゃんは便秘をすることは少ない。むしろゆるい便はひどく力むことなしに排泄できる点，赤ちゃんにとっては楽なのだろう。しかし場合によっては，硬くなってなかなか排出できないこともある。それはどんな場合か。なかなか排便がないとお母さんはとても心配するし，あればお母さんはとても喜ぶ。それをみて赤ちゃんは排泄によってお母さんを喜ばせることが出来ると思う。そうなると排泄を道具としてお母さんをいうなればコントロールすることができると思う。つまり時と場合を選んで排便するか否かを自分で決めることができるということになる。ここは自分を出して喜びを共にするのか，あるいは自分をひきこめて，まずはまわりをよく観察するのか，ということになる。相手を信じきれるのか，あるいは用心した方がよいのかを判断しようとするのかもしれない。自分をよく表出することが身につけば，自ずと将来の職業選択にはそれが現れるのかもしれない。

　排便に似たものとして<u>言葉</u>がある。おしゃべりの人と口が重い人と両極端になったりするのは，いろいろな事柄も関与するのだろうが，この年齢で身につくものといってもよいのではなかろうか。言葉をよく使うかどうか，自分をどんどん出すのかどうか，逆にひっこめるのかということになる。

　自閉症の診断は他のいろいろの事象もあいまってのことだろうが，この年齢でなされたとしても不合理ではないだろう。また重い精神病状態の人が排便や発語について特にこだわったり，大変難しいことになったりするのはよく理解できることといえるだろう。対人関係のあり方の源流ともいうべきものは，この辺にあると考えてもよいのではないか。

## 4．一歳半位から4歳位まで

　保育園や託児所などへ一定時間通ったり，預けられたりする体験をもつことはままあることであろうが，母親を離れても何の支障もなく，落ち着いているかの様子をみせる人もいるし，

いつまでも母から離れることが出来ない人もいる。母親は自分から見える場所にいないと不安でいられないというわけである。ある1歳6カ月の男の子は弟が生まれて、母親が5日間入院した時に、どうしても母と一緒に病院で寝るといってひどく荒れた。夜は赤ちゃんは別の部屋で寝るというので、看護婦さんのはからいで一晩だけ大部屋にいる母のベッドで過ごした。そして次の日からは母の実家で過ごすことになったが、とても落ち着かず大泣きもなかなかやめられなかった。

　母がいなくても母の愛を信じられるのかどうかということ、つまり眼には見えないものでも信じられるかどうかということが問われているわけで、宗教教育を考える場合、この幼い時期にこそ本来的な宗教心が育つのではなかろうか。

　二歳をこえるとその観察力はより鋭くなる。自分が話せる以上に、周りの人の言葉や状況の理解もすすむ。ある2歳2カ月の男の子は、ある日、「お父さんはお母さんのことを本当に愛しているの？」ときいた。父はそれを聞いてびっくりし、ドギマギしながらも「そりゃ愛しているよ」と答えた。するとこの子は「そう、それを聞いて安心した。これで夜もよくねむれる」と言ったのである。この時点で父母はよく口論はしていたけれど、離婚までは考えていなかったというが、六カ月後には離婚となった。この子はそれを予知していたことになる。

　ある二歳半の男の子は、ある小グループの小旅行に母親と共に参加した。一泊して翌朝のバイキングの食事の時に、この人はこの小グループとはちょっと離れた場所で子ども用の特別の椅子に一人で座り、実に悠然とマイペースで、落ち着いて食事をしていた。忙しい、落ち着かない雰囲気に邪魔されることなく、ゆったりと食事を楽しんでいた。この人は余程、安心して親のことをしっかりと信じることができていたものと思われた。

　ついで自分が男なのか女なのかという意識の問題がある。今はLGBTの時代で、あえて性別にこだわるのは歓迎されないことかもしれないが、自分のあり方の根源はこの年齢辺りの意識の問題であろう。脳には男女の違いがはっきりとあるとのことだが、それは人が成長してゆく段階で、様々な事柄が関与する結果としてそうなるのではなかろうか。この年齢では文化や習慣、まわりの人々の思惑などがあって、それらに応えようとするということもあるのではないだろうか。

　三島由紀夫はその自伝的小説(『仮面の告白』)の中で、生まれてすぐに二階に住んでいた父方祖母につれ去られ、実の親に育てられることはなかったと述べている。祖母は孫を女性として育てたくて、女性の着物を着せ、女性の言葉（というのが昔はあった）のみを話させ、外出するとバイ菌をもらってしまうというので部屋にとじこめていたという。それで二階の窓から外を眺めるのみの日々だったという。小学校に入って男の子とつきあうようになっても、自分は「男なのだ」という納得は得られなかったという。それからあとに起こった一連の事柄は、衆目の一致するところであろう。

　物心がつく、つまり自分という意識が出来るのは人によって異なるだろうが、大体2歳から3歳の頃をさしているのではなかろうか。それはまだ大雑把だろうが、時間の感覚を持つことを意味するだろう。「朝」とか「夜」とか、「明日」「お正月」「誕生日」という言葉を使うことは出来る。しかし「来週」とか「来月」とか「来年」ということはまだ把握できないだろう。

　二歳から四歳の人は胎児の時の記憶を語るのが一般である。「せまい所」にいて、よく「でんぐり返し」をしていたという。「まわりが暗い時も明るい時もあった」という。「いきなりボーンと当たってきたことがあった」ともいう。「だんだんとせまくなってきたので、まわりながら出てきた」「あんな苦しいことは覚えてはいられないよ」「急に明るくなって眼をパチパチさせた」などという。二歳以前ではまだ言葉が十分には話せないだろうし、四歳をすぎると

もうとても大変な日々が続くだろうから，「そんなことは憶えていない」というしかないのだろう。

　人によっていくらか違いがあるだろうが，3－4歳の人は死について考えるのが普通である。それは祖父母の死に出会うことがきっかけになるのかもしれず，幼い弟や妹が亡くなったりということがきっかけになるのかもしれない。昆虫やペットの死という場合もあるかもしれない。死を語るといっても「ボクはなんでここにいるの？」「ボクはいつまで生きるの？」「死んだらどうなるの？」というのかもしれない。「人は生きていると言って，どうして机は生きているとは言わないの？」という場合もある。「人はウソをつかねば生きていかれない」という人もいる。こういう問いを発する人はまだしも健康なのかもしれない。どうせ大人は満足な答えをしてはくれないだろうと考える人の方が多いのだろう。だからのち思春期になって深刻に死を考えることになるのかもしれない。「ささいなこと」をきっかけとして死を選ぶ場合もありうるだろう。

　死をめぐっていろいろな考えを述べるのに並んで，三歳―四歳の人は自分が赤ちゃんの時にどんな風であったのかを聴きたがるものである。それはたまたまずっと以前の写真をみつけて，そこに祖父母とともに写っている自分を見て，ある種の感動をおぼえ，様々な質問をすることになるのだろう。祖父母がいて，両親がいて，そして自分がいる。「不思議だなー」という人もいるし，ただ感動しているだけの人もいる。そういう状況が展開される時に，まわりの大人はどう対応するのか。特に何も言葉は必要なくて，ただ一緒に感じ入るだけでも十分かもしれない。具体的な情報を言い伝える方がよいと判断される場合もあろう。

　のち思春期になって，同じような情況が再現されることはよくあるものと思われる。ただそれは家族としてのまとまりやつながりがちゃんと子どもにも感じられている場合のことである

という認識は重いものであろう。

## 5．5歳から7歳位まで

　「かくれんぼ」は世界共通の子どもの遊びで，幼稚園から小学校低学年位でみられるだろうが，日本では昨今余りみられなくなったように思える。むしろ日本ではごく幼い子と親との間で少しみられるだろうか。でもそれはむしろ「イナイイナイバアー」により近いだろう。「かくれんぼ」は「三カ月微笑」「イナイイナイバア」「人見知り」「言葉の獲得」などをまず問題なく通過した人，つまり母親との基本的な関係がうまく出来上がった人でないと楽しめないはずであろう。「かくれんぼ」では一人が鬼になって，皆がかくれる。その鬼の役目を果たすのも，それから一人でしばしの間どこかに身をひそめて，みつけられるまではじっとしている，などは気持ちの上ではなかなかこわいものである。でもこわいから楽しめるという具合なのだから，このこわさに耐えられない人は楽しむことはできないのである。一人でいるこわさに耐えられず，自ら鬼にみつけられるようにする。鬼になった人もこわくなって泣き出してしまい，親のいる所へと逃げていったりすることになる。

　そういう人は思春期になって，同輩や異性との間での様々なやりとりの「こわさ」を楽しめなかったり，そういう状況にしっかりと向き合えないのかもしれないのである。

　またこの年齢群の人は，自分の家族との関係性を深く考察して，何か満足が得られないなあとか，何か疑問をもったりして，それでいとこの家族はどのように機能しているか，いとこはその親とどんな種類の関係をもっているかに興味をもったりするのである。法事などがあって，そこで親戚中が集合した際には，観察の眼を鋭くして様々なことをみている。親との関係に安心感をもっている人たちは，親に向かって観察した様々の事柄を報告し，質問するのかもしれない。それは親戚の人々への関心からそうする

というよりも，この自分は一体全体どういう人間であると考えればよいのか，どんな風であることをまわりの人々は期待しているのかということを思慮しているのである。

　更には<u>幼稚園の先生</u>なり，<u>小学校一年の担任</u>の先生などとのやりとりも非常に大きな事柄で，様々の影響をうけることになるし，また様々の考察をすることになるはずである。私たちは幼稚園の先生や一年の担任の先生の事を鮮明に記憶しているものである。その後の中学・高校・大学の先生たちからも何か影響をうけるかもしれないが，もっと幼い時に出会った先生たちからのインパクトの方がずっと大きく，大体は一生忘れないものであろう。

　そんなわけで大体は六歳前後で，私たちはもう「私」「自分」であると考えられる。余程のことがない限り，この「自分」は根本的には変わらないのが一般であると考えられる。でもそれは余程の幸運に恵まれた場合のことであって，いうなれば原則論的にそうだということであり，実際には様々の困難や不遇に出会うものだから，人生はむつかしいことになるという訳であるし，私たちの性格の基本はこの年齢で決まってくるものと思われる。精神科における予防的な治療は，これ位の年齢の時にこそ止めを刺すと考えられるのである。

　のち精神科の治療の対象となるものの大本は本来はこの辺りにあるのであって，助けを求めてくる人たちにとっては，ずっと昔の事柄のゆりもどしというか，あるいは再現であるのが一般であると考えられるのである。

## 6．10歳までの時期

　前項まで，つまり7歳位までにはずっとみてきたように，人の基礎となるものは大体は出来上がっているのであって，その人の個性はすでにもう誰の眼からみてもはっきりしているといっても差し支えないだろう。もしそうではないとなると，それなりのかなり大変な背景が存在

していると考えねばならないであろう。成人してから自分の昔をふり返ってみれば，あるいは同級生たちの姿を仔細に考えてみれば，そのことは十分に納得できるのが普通であるはずである。そんな作業は面倒くさいし，やる気にもなれないという場合は，多分自分の人生を半分位は投げ出してしまっているということになろう。ここで10歳までの時期と釘を刺したのは，そういうことを含めて考えているからである。10歳位からの時期を前思春期といって特に区別する位のことなのである。6～10歳でも顕著なことが様々の型で出現する。

　これまで幼稚園・小学校1-2年の担任の先生との関係，校長先生との出会い，友人との様々のやり取り（時として小学校の同級生と結婚することさえある），色々な教科を学ぶ，好き嫌いや，得意・不得意がはっきりしてくるなどの延長線で「自分」という意識がはっきりしてきて，やがてある日，突然「ボクはボクだ‼」という強烈な意識が生まれる。「この広い世界でこの自分はこの自分しかいない」という強烈な思いをもって，激しい衝撃にうたれ茫然自失の状態になるのである。これはいうなれば一種の精神病様の状態ともいえるのであって，生涯で恐らくただ一度だけの経験になるのかもしれない。しかしこれを体験しかつそのことを生涯，忘れないでいられる限り，人は本物の精神病にはならないですむのかもしれないほどのことである。

　評論家の森本哲郎もこれに似た体験をされたようで，「人は六歳ですでにもう「自分」になりきっているものだ」と述べている。同じようなことを亀井勝一郎も述べている。石川達三には「私ひとりの私」という随筆集がある。

　精神科の治療は，そんな訳だから，六歳までになされないとそれ本来のものにはならないということになる。

　私が小学校の三年（1941年）の秋頃の事だが，紀州の果ての新宮という城下町に，あるオペラ歌手がやってきた。それまで山猿のようだった

私は姉につれられ，その場にいた。この方は牧嗣人（つぐんど）というお名前で，大柄で肥った老齢の人だった。太く低い声で全身を激しく動かしながら朗々と歌った。私はすっかり感動し圧倒された。しかし何を歌っているのか私にはさっぱり分からなかった。それで姉に「あんな風に歌うものなの？」ときいた。すると姉は「ああいうのが本当の芸術というものだよ」といった。私はそういうものかと納得するしかなかった。しかしこの時の感動はその後もずっと私の中に残り続けた。今でも私は「オペラとはものすごいものだ」という感覚をもっているのである。

　10歳前後の人は親との関係がそれまでにどんな性質のものであったにせよ，一旦，親とは離れた所での自分というものを強く意識するものである。つまり家出の幻想をもち，親を離れて一人でどこか遠くへゆくことを空想したりするのである。実際たった一人で外国に在住している家族とか親戚を尋ねたりするのである。あるいは夜遅くまで友人たちとプロ野球戦を見にいって楽しんだりもするし，親には内緒のままゲームセンターやカラオケにゆく人もいる。お年玉などをかなりの金額を貯めておいて，秘かに様々のことに遣ったりするのかもしれない。

　もらい子幻想もこの時期のものである。今一緒にいる親は本当の親ではなくて，どこか知らない所にいるのではないかと空想するのである。つまり今の自分は親以外の大人たちと，どこまでつきあうことが出来るのかと思って空想し，試みを行っているのである。

　更には自分は将来，どんな職業につく人間になるのかと思いをめぐらす。そして具体的な職業につくことを夢みるのである。しかもそういう空想の職業を後年，約30％の人は現実のものにするというから空恐ろしい位のものである。

　1930年頃のことだったか，Charles Lindberghというアメリカ人は大西洋無着陸横断飛行を単発のプロペラ機で成功した。その時パリの空港に集まった新聞記者の中の一人が「あなたはいつこんな冒険をなぜやろうと決めたのか」と質問したのに対して，「私は幼い頃，背が低くて皆からいじめられたのです。そして10歳の頃，自分はいつか背の高い人になろうと決心したのです。そして今，ご覧のように長身です」と答えている。彼はその後，悲劇的な事件にまきこまれてアメリカを嫌悪し，イギリスに逃れ，更にはナチスの行動に共感を覚えたりした時期を経て，やっと戦後になってアメリカと和解する決心がついたのであった。

　作曲家のサンサーンスは10歳の頃，ベートーベンのピアノソナタ32曲の全てを暗譜するぞと決心したという。

　300年位前に提出された数学の難しい定理をみて，あるアメリカの8歳の少年は「よし，この難問をいつか自分が説いてやると決心した」という。そして30歳代になって，九州大学の大学院の学生が全く別の難問題を解いた，そのやり方からヒントを得て難問を解いたという。

　人は6－10歳の間にこのような考えなどに一人で懊悩し，激しい衝撃を受けて，殆ど精神病的な状態になることがあるものなのである。後年，臨床の場で年齢を問わず，6－10歳頃の体験を今更のように熱を入れて語ることができるようであれば，その人はその後スムーズな臨床経過をたどることが多いだろう。

## 7. 小学5年から中学生くらい

　小学5年に先立つ小3～小4はどちらかというと，やや夢想的，空想的，あるいは哲学的になるものだが，小5～小6の人は一転して現実的，身体中心，社会的にならざるを得ないという点が目立つ。それは中学受験の問題が眼前にあるとか，新入生や下級生のお世話をする，時には何かの役員になったりするからであろう。なかんずく身体的な変化が顕著になり，男女でやや違いがあるものの性ホルモンも動員されてきて，生真面目にあるいはやや恐れながらそれらの事柄に対して相反する複雑な気持ちを味わ

ったりすることなどが入り交じるからであろう。
　一般には女性の方が成長が早いものの，スポーツに熱心な男子の場合には，例外的に成長がとても早くなる人がいることだろう。声変りをする人もいるし，大人っぽい物腰の人もいる。つまり個人差があって，それはそれなりに種々の問題を提起するのかもしれない。
　小学校から中学校にかけて，特に親しい友人をもつことは並はずれて重要なことになるものと思われる。親との関係はもちろん続くわけだが，それはさておき，親にはいえないこともあって，親友との間でのみ話せるという関係であることが大切になる。そういった関係は生涯つづくものであって，他にはその類のものはないのが一般であろう。
　先述したある思想家が，生まれて三カ月の頃に「どうして自分の母はオッパイを与えるのをいやがるのだろうか？」と怪しんだという人のその後であるが，結局は幼少の頃から母になじめず，弟がまもなく生まれたということもあってか，大袈裟に言うとやけっぱちになって，物事に集中できずボンヤリしていたことが多かったという。そして小学校に入ってもずっと晴れ晴れしない日々を送っていたという。ところが小5の担任が「君は本当はもっと出来るんだのになあー」と嘆いて述べた時，激しい気持ちにゆり動かされて「そうなんだ。これではいけない」と思って，それ以来ものすごく本を読み勉強に熱中するようになったという。これには後日談があり，この方がもう70歳位になられた頃，この昔の担任が年老いたが今もお元気でいるということを偶然知り，どうしてもお会いしたくて，遠い田舎町まで出かけられたという。担任だったこの老齢の方は何十年前も前の昔の生徒のことをよく憶えておられて，再会に涙を流されたという。小5になるまでは半分人生をあきらめていたような人が，担任の一言によって生きる喜びを強く感じられるようになったという点がすごいことであるし，その上にその後何十年もの間，このお二人がお互いにずっと記憶しておられたということもまた感動的なことだと思う。

　私も小5の夏，ある大きな体験をした。その頃，太平洋戦争が激しくなり，毎日空襲があった。それでどの家でも防空壕を作ることになり，私の家でも一階の八畳間の床下に大きな穴を掘った。そして何日間か大工さんたちがやってきて壕を作る作業をした。私は毎日その作業ぶりを眺めていた。そして坂地さんという大工さんに「そうやって毎日，同じことをやっていて，飽きることはないの？」と聞いた。するとこの大工さんは忙しい手を休めて，私の前にやってきて私の眼をじっとみつめていった。「それが人生なんだよ」と。その時，私はものすごい衝撃を受けてもうぶっ倒れそうになった。「人は毎日同じことをして生きる。あなたも将来，毎日同じことをするようになるよ」という。私は「これは大変なことになった。毎日同じことをするのならば，余程気に入ったことを見つけなくてはならない」と真剣に思った。「のんびりただ勉強していても駄目なんだ」と思ったのだった。こういう体験は，生涯忘れることはないものであろう。
　日本の中学生は昔からいたずら好きで通ってきているように思えるのだが（「坊ちゃん」など），そればかりでもないだろう。最近は中学生の年齢でオリンピックの選手に選ばれたり，秀でた成績を示す人もいる。その他，将棋とか小説の世界でも活躍する人もいる。他方，臨床の場面ではそれまではまだはっきりとはしていなかったのが，不登校が始まってやがてひきこもり，家族との関係が希薄になったり，かと思うと激しく興奮して暴力的にさえなって，家族の手に余る事態になったりもする。何か特定のことに殊更にこだわり，気を使って自ら強く悩んだりするのかもしれない。身体を清潔に保つことがむつかしくなり，だらしなくなったり，部屋の中が乱雑になったりするのかもしれない。人との関係にも敏感になり，なかなかスムーズにいかなくなるのかもしれない。あるいはまた

ゆううつな状態が前景に際立ち，改めて「死にたい」といったり，自分を傷つけたりする人もいるだろう。

　人生をうまく生きることが身についていないと，自らもそれを悩み，落ち着かなくなったりまわりの人に迷惑をかけて，それに気配りが出来なくなる人もいるかもしれない。

　しかしはっきりと精神病様状態になる人は他の年齢群よりもやや少ないのではないかと思われるのだがどうだろうか。仲間との間で支えあったりするのだろうか。あるいは勉強にひどくうちこんだり，読書なりスポーツに熱中したりすることで，なんとかやりすごそうとするのだろうか。そういう場合には，まわりもその不自然さに気がつくのだろうか。教師との関係が支えになることは少なくないかもしれないが，なくはないだろう。おじいちゃん，塾の先生，スポーツコーチなどとの関係で救われるという場合はありうることだろう。やたら自分の肉体のすぐれた所を誇示したがったり，昨今では女性と早くも深い関係に入る人もいるのかもしれない。

　他方，この年齢群で極端な場合には，赤ちゃん返りをして母親にくっつき離れなくなって，ハナを鳴らす状態になる人もいる。また自分が赤ちゃんの時はどうだったかを，しつこく母にせまって聞きたがったりする。母がいやがっていい加減な答えをするといっては怒ったりする。ずっと昔のことをよく記憶していて，それが正しかったかどうかと母に迫ったりする。幼稚園時代に住んでいた土地を訪ねたがったりするかもしれないし，その頃にあった何かの出来事の詳細を知りたがったりすることもあろう。3－4歳の頃に亡くなった祖父母の更に個人的な側面を知りたがったりするのかもしれない。昔の古い写真をひっぱり出して何回も眺めたり，何かを確かめたりするのかもしれない。

## 8．高校生からあと

　ここは思春期から青年期へと進む年齢群だろうが，精神年齢はまた別の次元のことだろう。この年齢群の特徴なり精神的な課題はそれなりに指摘されようが，要するに冒頭からずっと述べてきたことのすべてが今，ここでの背景をなしているといえよう。

　この年齢群で体験する事柄は誰でもが記憶しているはずで，現在の年齢の如何を問わず，そういった記憶の数々を反芻しながら日々を送っているはずである。しかしそれはなかなかむつかしい作業となるので，人はえてしてそれを避けたい気持ちになるほどのことであろう。この年齢は疾風怒濤の時期といわれる由縁である。それというのもこの年齢群では，生まれて以来の様々な事柄を体験してきた挙句に，もう成人と言われる時期を目前にしていて，本当を言えばもうのっぴきならぬ所にきているのである。社会人と呼ばれる手前で「子ども」の時期を否が応でも終了すべく期待されている。まだ幼い部分が残留していることを自ら自覚するにつれ，二進も三進もいかないどん底の心境なのである。そうではあってもというべきか，そうだからというべきか，一応大人のような所を示すべく努めねばならぬ。しかも必ずしも強がりではなく，むしろ自然態であって力みがなく，ある余裕をもっていることが望まれる。一応は自分なりの人生観なり価値観を持っていなければならない。しかも外側の自分と内的な自分との間に余り大きな違いがあってはならない。

　そして異性との関係も一方的ではなく，お互いに納得のゆくものでなければならない。友人たちとの関係もまた，相補的で安心ゆくものでなければならない。親との関係はなかなか複雑だろうが，一定の距離が必要だろう。

　自分という意識は従来に比べてより確かなもの，そしてまわりからもそれと認められるような程度のものであらねばならず，一人よがりは許されない。しかしかといって変わり身の早さが求められる場合もまたありうるのである。

　しかし実際にはそんなにあれもこれも，うまく身についているわけもないのだからむつかし

い。そこで誰しもが同様だろうが、赤ちゃん以来、未解決のままである部分のどれかがこの時期に表面化する、という次第なのである。

　一般にこの年齢で精神科の病気が「発病する」ということになっている。しかし私に言わせれば「発症」のチャンスはずっと以前にすでにあったのであり、そのことに誰も注目せず（したがらず）、本人はただひたすらに耐えに耐え、何とか生きのびようとしてきた歴史があるものなのである。しかしもうこれ以上はもたないということになって、もはや素人の眼にも明らかな状態に陥って、やっとそこで警察なり救急外来なりに運びこまれて、そこで晴れて「発症した」ということになる仕来たりとなっているのである。「子ども時代はもうすっかり狂った状態になるしかなかったんだ」と述懐する人たちが多いのは嘆かわしいことである。正確にいえば、ここで「発病した」のではなくて、ずっと以前に発病していたものが、何かをきっかけとして「増悪した」状態というべきなのである、現実の話、精神科の治療はSSTにしろ、デイケアにしろ、薬物療法にしろ、認知療法にしろ、すべてリハビリにすぎない。火事でいえば初期消火がなくて、ひどく燃え上がってからでしか、消防車はよばれない。これも現実の話なのである。

　一般社会において活躍していて、成功者とみなされている人々の中には、精神科医の眼から見れば随分と病気がすすんでいるような人々はいくらでもいるといってもよいだろう。もちろん逆にいって、長い間治療を受けているような人の中には、人として立派な方々はいるものである。

　ここである女性について述べる。私の所に来られたのは15歳の時だった。この方は10歳位から不登校、引きこもり、不眠、やたら泣き続ける、訳の分からないことをいう、とのことで何人かの精神科医やカウンセラーに診てもらってきたという。私の所にみえた時はもう症状は進んでいて、言葉もうまく使えない状態にまでなっていた。「こっちにいるというから、そっちの方へゆくと誰もいなくて——でも声はするから、そっちを向いてもやはり誰もいないし。大切なことだというから、そう思っていても本当は何も起こらないから、もう訳が分からなくて」といって激しく泣く。それで「それじゃあ、まるで赤ちゃんの世界にいるようなもんだねえ」というと「もう訳が分からない。どうしよう。どうしよう」といって泣き続けるのであった。「自分は何か大変な事をしでかしてしまって——」というので、「たとえば折角飲んだオッパイを吐いてしまったとか、ウンチを沢山もらしてしまったとか？」というと、更に大きな声で手放しのまま泣き続けるという風であった。

　段々と分かってきたのだが、この人の両親はこの人が予定外で生まれてきたので、この人のお世話は何人かの人に頼んでしまったという。そして実際この人が13歳の時に、両親の居場所は不明になったという。以来、彼女は福祉のお世話をうけることになった。10歳の頃に初めて精神科医に会ったが、よく分からない状態だと言われたという。そこでかなりの量の薬が処方されたが変化はなかったという。入院の話はなかったという。ただこの人は絵を描くのが大好きで、ピカソのような絵を描くということだった。実際、絵を描く時は独語をしつつ、いかにも楽しげな様子であった。しかし途中で激しく泣いたりもした。私が「赤ちゃんみたいだね」と言ったのがうれしかったのか、ひどい状態はおさまってゆき、数年くらいのうちにはまあ並みの精神病状態にはなっていった。そして驚いたことにきれいな女性になってきた。ごく少量になっていた薬ももう飲まなくてもいい状態になり、22歳の時にいきなり結婚することになった。その男性はパンを作るやさしい方のようにみえる。その後はもう写真つきできれいな文字の年賀状だけがくるようになった。「今年こそ会いに参ります」と書いてある。私からの年賀状はきまって「お元気でね」だけ。現在もう30歳に近い年齢だと思う。お子さんは今

年小学校に入学するかわいい女の子である。

　今の大学生たちについては私はよくは分かっていないのだろうと思う。というよりもまるでよく理解出来なくて、とてもついていかれないという感じである。今、大流行の発達障害とかアスペルガー症候群の人が数多くいるというようなうわさ話もきくが、そういうラベルをはってみたところで彼らをよく理解できるわけもないだろう。ともかく彼らは彼らなりに個有の世界をもっていて、その中から一歩も外に出ず、他人との関係については一顧だにしないということだろう。人とではなく、様々な器械といつも一緒にいるようである。物事について歴史的にみるとか、考えを深めるというような知的な作業には興味がまるでないようにみえる。動物の一変種として生きているのかもしれない。

　それでもごくたまには不安を自覚して、「これからどう生きていいのか分からないから」とか「自分って一体何なんだと分からなくなる」といって面接に来られる人もいる。それらの人々に共通してみられるのは、自分の父親や母親の年齢を知らない、学歴を知らない、職業を知らない、兄弟が何人いるのか、祖父母については殆ど何もしらない、ということである。いとこはいるのか、何人か、どこにいるのか、など全く知らないという具合。多くは本当の親友はいないという。直接会う事もないような人々と、ネット上でだけ会話をするとかという話なのである。大学で尊敬できる先生もいないというのは分かる気がしないでもない。本や新聞を読まないというのも際立っていることであろう。

　そんな風では、自分のことも、将来のことも分かってなくて当たり前だ、と私はいう。しかし家族といっても、皆時間がバラバラで一緒に食事をすることも、会話をするチャンスもない。ただの同居人にしかすぎず、家族としてのつながりとか憩いを感じることもないというのである。必要があれば同じ家の中にいても、ケータイ電話を使って話すだけだという。

　母親に来てもらっても、自分はずっと働いていたから子育ては何人かの人にお願いしたので、赤ん坊の頃のことは何も知らない、手がかからなくておとなしい、いい子だった位の話しか出ない。学校から帰ってきても、時には7～10位の習いごとや塾に行ったりして、結局は親と一緒に過ごした時間は余りなかったというくらいの話なのである。

　要するに人間としての発達にまるで眼が向いていないという歴史がそこにあるのである。そしてさらに学校教育をめぐる問題がある。この国における学校教育は一般的に考えられるような勉強ではなく、極めて独特な種類の受験だけを目指したものであり、その道をただひたすら突き進むことに自らを埋没させるしかない、ということになっているのである。

　大学生たちの生態（mode of life）にはその他、様々の状況があるのだろうが、それぞれ社会文化的、経済的、情緒的、そして精神的な背景が深く関与しているのだろう。しかしそれらを全体的に眺めてみるのは、相当大変なことになるだろうから省くしかないし、老人の繰言を述べるのも控えたい気持ちになる。

　そこでこの論説のしめくくりとして、二人の著名な人の言葉を以下に引用して終わることにしたい。まず最初に第二次世界大戦後にドイツの初代統一大統領だったワイツゼンガー（Richard von Weizsänger）がドイツ敗戦40年記念会で述べた言葉で、政治的な発言かもしれないが、精神科治療に通じるものがあると思う。「過去に眼を閉じる者は、現在に対しても盲目になるだろう（1984年）」（大辞林：三省堂より）。

　そしてもう一人はフランスの哲学者メルロー・ポンチの評論の言葉で、「何から何まで奪い取られても、全ての望みをかなえられても、われわれは破滅する。個人は生まれてすぐ歴史にどっぷり侵され、その外に立つことも、上空に浮き上がることもできない。たまたま生まれ

落ちた歴史の渦中で生を始める他はない」（平井啓之訳：朝日新聞，「折々のことば」2016. 6. 6. 鷲田清一）。これは運命論的で悲観的に見えるかもしれないけれど，真実をつき，かつ現実的な論評であると思うが，いかがであろうか。

## 合同委員会・編集委員会報告

### ◆合同委員会報告

合同委員会は，2017年9月30日に開催された。

1. 第30回大会報告（加藤委員より）

2017年7月22日，23日大会会長黒木俊秀氏のもと，九州大学で開催。

参加者延べ204名（会員50名，非会員一般105名，非会員学生49名）

大学の会場を借りられるなど支出が抑えられ80万円弱の黒字会計となった。

2. 第31回大会について

第2回ISAPP・心理学会地区大会について

別に報告

3. 第32回大会について

2019年7月13日，14日を候補（次回に日時は検討）として，白波瀬大会会長のもと慶應大学三田キャンパスで開催予定。

4. 編集委員会報告

別に報告

5. 子どものこころ専門医認定委員会について

学会ホームページと学会誌において，日本児童青年精神医学会総会（奈良県）に併せて平成29年10月8日（日）に開催された「第8回子どものこころ専門医認定試験」への推薦希望者を募ったが，推薦希望者はいなかった。現在，本学会会員のうち専門医資格を取得しているのは9名である。

6. その他

新入会員の承認1名。

いじめの重大事態に関する案件があり，事実関係の再調査及び学校の対応に対する調査のための第三者委員会に学会の薦めで近藤委員が参加したとの報告。

次回委員会　2月24日17：30

（守屋　直樹）

### ◆編集委員会報告

編集委員会は，2017年9月30日に開催された。

1. 第27巻2号の進捗状況について検討した。
2. 第28巻1号の内容と目次について検討した。
3. 原著論文の経過報告を行った。現在、3篇が査読中である。
4. 第31回大会と共同開催となるISAPPアジア地区大会の発表論文等を本誌でどのように扱うかについて検討し、その扱いについてはISAPPとの調整を行うこととなった。
5. 総説，卒後教育，国内・国際事情の執筆については，委員会メーリングリストを活用して執筆者の推薦を募ることとした。

（平野　直己）

■お知らせ

国際思春期青年期精神医学・心理学会　第2回アジア地区大会
日本思春期青年期精神医学会　第31回年次大会
演題募集要項

**大会参加資格：**
　以下のいずれかに該当する方が参加できます。
　・本学会の会員および研修会員
　・医学，心理学等の臨床的活動に携わり，守秘義務を負うことに同意できる方
　・医学，心理学等の領域の大学院生で，守秘義務を負うことに同意できる方

**参加費**
　医　師　会員：50,000円（事前申込は45,000円），非会員60,000円（事前申込は54,000円）
　非医師　会員：30,000円（事前申込は27,000円），非会員35,000円（事前申込は30,000円）
　学　生　20,000円（事前申込は18,000円）
　※宿泊・交通は，各自でご手配ください。

**募集要項**
1. 演者は原則として，会員に限ります。発表を希望される非会員は，入会申し込みをしてください。
2. 演題は口頭発表とポスター発表があります。演題応募のカテゴリーは，以下の2種類とします。
　・カテゴリーA：思春期・青年期精神医学・心理学領域における治療およびマネージメントを素材とした発表で，何らかの学問的・臨床的主張を含むもの。加えて，発表の目的，経過，考察が述べられていること。
　・カテゴリーB：思春期・青年期精神医学・心理学領域における実証研究，観察研究，質的研究，心理検査を用いた研究など，通常の医学的・心理学的研究の方法を用いたもの。加えて，発表の目的，方法，結果，考察が述べられていること。
3. 応募は，大会ホームページ（http://isapp2018osaka.org/）の手順に従って行なってください。
4. 応募には，つぎのものが必要になります。
　1) 口頭（英語）／口頭（日本語）／ポスター（英語のみ）の別
　2) 演題
　3) 演者名
　4) 演者所属
　5) 要旨（日本語は800字以内，英語は250語以内）
　日本語で応募する場合にも，演題名，演者名，そして演者所属は，英語を併記してください。
5. 応募演題の採否と発表順は，プログラム委員会で決定します。
6. 応募原稿が採択された場合，原則として応募原稿をそのまま抄録集・大会の記録に掲載します。
7. 口頭発表の時間は，発表15分，質疑応答10分を予定しています。
8. 口頭発表にプロジェクターを用いる場合は，Microsoft PowerPointで開くことができる形式にしてください。Windows PCとプロジェクターは大会実行委員会が用意します。
9. ポスターの貼付スペースは，90cm×180cmです。タイトル・氏名・所属の貼付スペースは，60cm×20cmです。それぞれ準備してください。
10. 演題応募期間は，2017年12月1日（金）から2018年3月10日（土）までとします。

**大会についてのお問い合わせは，大会事務局にお願いします。**
　〒543-0001 大阪市天王寺区上本町6-6-26　上六光陽ビル6F　たちメンタルクリニック内
　Email: jsap2018.osaka@gmail.com
　大会ホームページ：http://isapp2018osaka.org/

**学会入会などのお問い合わせは，学会事務局にお願いします。**
　日本思春期青年期精神医学会学会事務局
　〒160-8582 東京都新宿区信濃町35 慶應義塾大学医学部精神・神経科学教室内
　E-mail: jsap.gim@gmail.com
　学会ホームページ：http://jsaphp.com/

■お知らせ

# 講習会のご案内

1. 「育児支援のスキルアップ講習会」
    講師：米国臨床心理士（看護師資格所持）Catherine Jane Martin先生
    主催：乳幼児看護研究所
    ①札幌会場：平成30年3月17-19日　9:00-17:00　於　天使大学
    ②東京会場：平成30年3月21-23日　9:00-17:00　於　東京有明医療大学
    逐次通訳あり，詳細は乳幼児看護研究所ホームページ https://www.infant-nursing.net/
2. 「アタッチメントと精神病理」（札幌・東京）「アラスカの子育て」（札幌のみ）
    講師「アタッチメントと精神病理」：Patricia Crittenden博士，三上謙一氏
    講師「アラスカの子育て」：河内　牧栄氏
    ①東京会場：平成30年5月11日　16:00-20:00　12-14日 10:00-17:30
            於 東京慈恵会医科大学西新橋キャンパス
    ②札幌会場：平成30年11月2日　13:30-20:00　3-5日 10:00-18:00
            於　札幌アスティ45
    同時通訳あり，詳細は乳幼児看護研究所ホームページ https://www.infant-nursing.net/

http://www.iwasaki-ap.co.jp

## 乳幼児精神保健の基礎と実践

青木　豊・松本英夫 編著
B5判 280頁並製　本体価 3,800円＋税

目次● 乳幼児期の精神保健の意義—精神科の第一次予防／乳幼児期の発達の諸側面／発達に影響を及ぼす危険因子と保護因子／うつ病の母親／虐待とネグレクト／支援の基礎となるアセスメント／乳幼児の精神病理とさまざまな病態／アタッチメントの障害／乳幼児のこころの治療と支援／他　内容● 近年，人の心の発達基盤は胎生期から乳幼児期に作られることが明らかになるにつれ，「乳幼児精神保健」の意義が高まっている。発達障害や乳幼児虐待への評価と介入，育児不安へのアプローチ，代理養育など，多くの重要な乳幼児精神保健の課題がある。本書はそうした課題を理解し，発達を支えるためのテキストブックである。

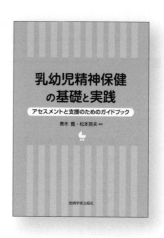

## 発達障害・被虐待児のこころの世界

M. ラスティン・M. ロード 編　木部則雄 監訳
A5判 360頁上製　本体価 6,000円＋税

目次● 理論的概観——情緒的経験の理解／プレイセラピーの技法／精神病と性的虐待／思考する空間をつくることの困難さ／精神病と発達遅滞／象徴化とアイデンティティの感覚／何も学ぼうとしなかった男の子／複雑化した精神病状態／精神病患者の堅さと安定性／他　内容● 自閉スペクトラム症の子どもたちに垣間見られる著しく混乱した心的世界は，思春期に一気に表面化し，明らかな精神病として発症することもある。本書は，子どもの臨床に関わる多くの専門家が知らない，あるいは無視しているこうした心的世界を真摯に吟味することによって，精神病の世界に苛まれる子どもたちを救出した語りの結集である。

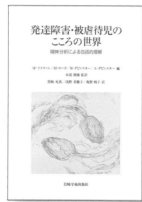

## わが子に障がいがあると告げられたとき

佐藤　曉 著
四六判 184頁並製　本体価 1,600円＋税

目次● 障がいがある，ときかされて／学校にあがるまでが，親がもっとも苦しい時期／後悔しないための子育てのヒント／就園就学をひかえて／園や学校で育つ子どもたち／学校での困り事／いくぶん冷静に子どもを見つめられる学齢期／大人になっても手をかけ続ける／家庭内の心配事／他　内容● 三十年以上にわたり，発達障がいや脳性まひなど，さまざまな障がいをもつ子どもとその親たちとともに歩んできた著者が，その間学んだ大切なこと—子育ての悩みや解決の知恵を，60の応援メッセージとしてまとめました。障がいのある子どもを育てる親の人たち，学校の先生など身近な支援者たちを暖かく支える

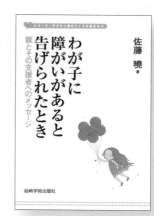

■ 好評新刊

●わが国初の本格的な音楽療法ケース集
**ケースに学ぶ音楽療法 I・II**
阪上正巳・岡崎香奈編著
A5判　　　本体価各 2,800円＋税

●芸術療法・病跡学・精神病理学
**空間と表象の精神病理**
伊集院清一 著
四六判 232頁　本体価 3,600円＋税

●教育・福祉・地域で支える
**「社会による子育て」実践ハンドブック**
森茂起編著
A5判 256頁　本体価 2,700円＋税

〒101-0052 東京都千代田区神田小川町2-6-12　**岩崎学術出版社**　東観小川町ビル8F　電話03(5577)6817

## 日本思春期青年期精神医学会規約

第1条 (名称) 本会は日本思春期青年期精神医学会と称する。

第2条 (事務局) 本会の事務局は，慶応義塾大学医学部精神神経科学教室内（東京都新宿区信濃町35）に置く。

第3条 (目的) 本会は思春期青年期精神医学領域の臨床，教育，研究を推進し，その進歩・発展に貢献すると共に International Society for Adolescent Psychiatry（ISAP）の日本における国内組織になることを目的とする。

第4条 (事業) 本会は前条の目的を達成するため，毎年1回学術大会の開催，学術図書，機関誌の発行，その他必要な事業を行う。

第5条 (会員)
1) 本会の会員は医師または修士およびそれに準ずる資格をもち，かつ5年以上の思春期青年期精神医学の臨床経験を有する者とする。研修会員は卒業後5年未満の医師，または大学卒業後2年以上5年未満の臨床経験を有する心理臨床家ないし，それに準ずる者であり，5年を経過して会員になることができる。
2) 会員入会に際しては，原則として ISAP の会員になることができる。
3) 入会を希望する者は，入会申込書，会員2名の推薦状，経歴書を添えて申し込む。会員選考委員会の議をへて，運営委員会の承認を受ける。附則に示す入会金を納入しなければならない。但し，研修会員は正会員になる時に入会金を支払う。
4) 会員は附則に示す年会費を納入しなければならない。
5) 本学会への長年にわたる功績のため運営委員の推薦を受けた会員は，運営委員会の審議を経て，名誉会員となる。名誉会員は会費を免除される。

第6条 (役員および役員の選出) 本会には次の役員をおく。

　　　会　　長　　　1名
　　　運営委員会　　若干名
　　　監　　事　　　若干名

1) 会長は運営委員会の中で互選する。
2) 運営委員会は会員の中から選出する。
3) 監事は総会において会員の中から選出する。
4) 運営委員会は必要に応じて副会長を設置できる。

第7条 (運営委員の任期) 会長ならびに運営委員の任期は3年とする。

第8条 (役員の任務)
1) 会長は本会を代表する。
2) 運営委員は運営委員会を組織し会務を執行する。会長は運営委員会を代表する。運営委員会は運営委員の2分の1以上の出席を必要とする。
3) 監事は，会計及び会務執行の状況を監査する。

第9条 (各種委員会) 運営委員会は本会の目的を達成するために，各種委員会を設け，会員の中から委員を委嘱することができる。

第10条 (総会・学術集会) 総会は会員をもって組織し，会の重要事項を審議する。総会は年1回開催する。総会は会員の10分の1以上の出席によって成立する。また会長が必要と認めた場合，あるいは会員の10分の1以上の要請があったときは臨時総会を開催しなければならない。学術集会は定例年1回開催し，学術集会の運営は大会組織委員会が行う。参加者は会員ならびに当日会員とし，当日会員の資格は組織委員会が定める。

第11条 (退会ならびに除名)
1) 本会を退会しようとする者は，本会にその旨を通知するものとする。
2) 会費を2年以上にわたって滞納したものは運営委員会においてこれを退会したものとみなす。
3) 本会の名誉を傷つけ，または本会の目的に反する行為のあったときは，会長は運営委員会を開き調査委員会を設けて会員を除名することができる。

第12条 (規約の変更) 本規約は，運営委員会の議を経て総会の承認を得なければならない。

附　則
1. 本規約は昭和62年7月4日より施行する。平成11年6月12日に第5条2を改訂，同条5を追加した。
2. 会費は会員年額一万円，研修会員年額七千円とする。
3. 入会金は一万円とする。
4. 国際思春期青年期精神医学会会費は五千円とする。

## 編集方針

本学会誌は，思春期青年期精神医学の臨床に携わる者の研究発表，及びこの分野における内外の動向の最新情報の交換を目的とする，国際的視野を持つ学術雑誌である。個々の専門領域，例えば精神分析学，精神病理学，生物学的精神医学などのすべてを包括し，思春期青年期の精神医学全般を対象とする。

## 投稿規定

1. 本誌は思春期青年期精神医学に関する総説，展望，症例研究を含む研究論文などで，原則として他誌に掲載されていないものを掲載します。
2. 論文執筆にあたっては，症例の匿名性，倫理的側面に十分配慮してください。
3. 研究論文は，400字詰原稿用紙30枚以内，短報は15枚以内とします。総説・展望は60枚程度とします。図版は規定枚数に含まれます。ワードプロセッサー使用の場合は，1頁を20字×20行の整数倍としてください。
4. 原稿には表題，氏名，所属を書き，それぞれに英文を付けてください。研究論文は，邦文抄録（400字以内），欧文抄録（600 words以内）と，内容を表す英語のKey words（3～5個）を付けてください。
5. 外国の人名，薬品名は原語で，また専門用語は，出来るだけ精神神経学用語集（1989年度版）に準じて，必要な場合のみ（　）内に原語を示してください。なお，手書きの場合，欧文はタイプライターをご使用ください。
6. 文献は本文中に引用されたものだけをあげ，次のように書いてください。
   a. 各文献は著者名のABC順に番号を付し（同一著者の場合は発表順），本文中にその番号で引用してください。
   b. 欧文雑誌名の総称はIndex Medicusに従い（省略記号．は付けない），邦文雑誌は公式の略称を用いてください。なお，本誌の略称は「思青医誌」とします。
   c. 著者名は3名以下の場合は全員，4名以上の場合は3人目まで書き，後はet al.（または，ほか）としてください。
   d. 文献の書き方は，雑誌，単行本，および訳書など，それぞれ以下の記載例に従ってください。
      1) 神田橋條治，荒木富士夫：「自閉」の利用—精神分裂病への助力の試み．精神経誌 **78**：43-57, 1976.
      2) Glass, L., Katz, H., Schnitzer, R. et al.：Psychotherapy of Schizophrenia：An Empirical Investigation of the Relationship of Process to Outcome. Am J Psychiatry. **146**：603-608, 1989.
      3) 土居健郎：精神分析と精神病理．医学書院，東京．1984.
      4) Freud, A.：Normality and Pathology in Childhood. the Writing of Anna Freud Volume VI, International Universities Press, New York．1965．牧田清志，黒丸正四郎監修，黒丸正四郎，中野良平訳：児童期の正常と異常（アンナフロイト著作集9），岩崎学術出版社，東京．1981.
      5) 中井久夫：精神分裂状態からの寛解過程——描画を併用せる精神療法をとおしてみた縦横的考察．宮本忠雄編，分裂病の精神病理2，東京大学出版会，東京．1974.
      6) Sours, J. A.：The Primary Anorexia Nervosa Syndrome. In Noshpitz, Basic Handbook of Child Psychiatry Volume Two：568-580, Basic Books, New York, 1979.
7. 原稿の採否は編集委員会で決定します。また編集方針により加筆削除等をお願いすることがあります。
8. 掲載後の原稿は，特にご希望のない場合は返却しませんのでご了承ください。
9. 著者校正は原則として1度行います。掲載された論文の別刷は実費を頂きます。別刷は50部単位で，著者校正時に希望部数をお申し込みください。
10. 「編集者への手紙」（原稿用紙10枚以内），「誌上討論」には，掲載論文に対する討論および本誌に対する率直なご意見などをお寄せください。
11. 原稿は2部（1部はコピー）を「日本思春期青年期精神医学会編集委員会」（〒160-0016　東京都新宿区信濃町35，慶応大学医学部精神神経科学教室内）宛，お送りください。

# JAPANESE JOURNAL OF ADOLESCENT PSYCHIATRY : CONTENTS

VOL. 27, No. 2 January 2018

● **Preface**
Preface for 30th anniversary of JSAP .................................................. *K. Ogura*    89

● **30th Annual Meeting, Symposium: Critical issues on attachment in adolescent period**
The developmental process of adolescent attachment from the view point
  of the Dynamic-Maturational Model of Attachment and Adaptation:
    An attempt to measure the effect of psychotherapy by using the DMM-AA .................. *K. Mikami*    91
The association between complex PTSD and attachment in adolescence .................. *M. Oe*    102
On the therapist's function as a container for patients with attachment disorder .................. *T. Suzuki*    108
Discussion .................. *T. Kato, N. Hirano*    116

● **30th Annual Meeting, Special Lecture**
A critical appreciation of the attachment theory in the light of the object relations psychoanalysis .................. *K. Matsuki*    127

● **30th Annual Meeting, Abstracts of Scientific Sessions**
Two functions of knowing in eating disorders .................. *H. Ishibashi*    138
An adolescent case of anthropophobic tendency
  through reliance on identification with the therapist .................. *T. Makino*    138
Inpatient treatment of a preadolescent girl with emetophobia:
  Usage of a space as the child-adolescent ward .................. *K. Ito*    139
Whether it is possible or not to have a therapeutic communication with the children who have
  only fragmentary memories because of their flashback of sexual abused experiences:
    Psychodynamic team approach together with psychiatric emergency hospital, psychiatric general hospital,
    and children's psychological treatment facility .................. *Y. Horikawa, K. Horikawa*    140
The maternal-child relationship from the viewpoint of Morita therapy .................. *T. Kuroki*    141
Play therapy with an ASD patient at puberty with school refusal:
  From viewpoint of Winnicott theory .................. *Y. Sakuyama, N. Masuo, N. Tachi*    141
Music therapy in the psychiatric adolescent ward:
  The use of band activities as a therapeutic intervention .................. *M. Sakurai, Y. Naka*    142
Parent guidance to the parents of a female adolescent who committed suicide attempt .................. *Y. Naka*    143
Parent-guidance for mother-daughter relationship who has difficulty separating from each other due to
  anxiety and guilt: Using parent-guidance from advice/casework to limited insight therapy .................. *Y. Nakatani*    144

● **Original**
Community support centers for *Hikikomori*: Conditions and problems .................. *T. Kusano*    145

● **Contenuing Educations**
The analysis of defense: Anna Freud's clinical practices and observations .................. *E. Shibata*    154
Experiences in early childhood vs. clinical problems seen at puberty stage .................. *K. Ogura*    179

● **Report of JSAP** .................................................. 192

JAPANESE SOCIETY FOR ADOLESCENT PSYCHIATRY
c/o Department of Neuro-psychiatry, Keio University School of Medicine
35-Shinanomachi, Shinjuku-ku, Tokyo, 160-8582, Japan

## 日本思春期青年期精神医学会運営委員

| | | | | | |
|---|---|---|---|---|---|
| **名誉会員** | 小倉　清 | 笠原　嘉 | 西園　昌久 | | |
| **会　長** | 小倉　清 | | | | |
| **副 会 長** | 生田　憲正 | | | | |
| **運営委員** | 生田　憲正 | 池田　暁史 | 伊藤　洋一 | 生地　新 | 大西　真美 |
| | 大矢　大 | 加藤　隆弘 | 川俣　智路 | 神庭　重信 | 菊地　秀明 |
| | 黒木　俊秀 | 近藤　直司*** | 齊藤万比古 | 生島　浩 | 白波瀬丈一郎 |
| | 関谷　秀子 | 館　直彦 | 田中謙太郎 | 堤　啓 | 豊嶋　良一 |
| | 中　康 | 中村　伸一 | 西村　良二 | 馬場　謙一 | 平野　直己 |
| | 補永　栄子 | 増尾　徳行 | 松田　文雄 | 守屋　直樹 | 安岡　譽 |
| | 横田　伸吾 | 吉松　和哉 | 吉川　悟 | 渡部　京太 | |
| **運営委員会顧問** | | 小倉　清 | | | |
| **編集委員** | 生田　憲正 | 池田　暁史 | 伊藤　洋一 | 生地　新 | 大西　真美 |
| | 大矢　大 | 加藤　隆弘 | 川俣　智路 | 神庭　重信 | 菊地　秀明 |
| | 黒木　俊秀** | 近藤　直司 | 齊藤万比古 | 生島　浩 | 白波瀬丈一郎 |
| | 関谷　秀子 | 館　直彦 | 田中謙太郎 | 豊嶋　良一 | 中　康 |
| | 中村　伸一 | 西村　良二 | 平野　直己* | 補永　栄子 | 増尾　徳行 |
| | 松田　文雄 | 守屋　直樹 | 横田　伸吾 | 吉川　悟 | 渡部　京太 |

　＊：編集委員長
　＊＊：27巻2号責任編集
＊＊＊：子どものこころ専門医関連委員長

(2017年12月31日現在・五十音順)

思春期青年期精神医学　第27巻第2号（通巻54号）　　　定価＝本体2,500円＋税　送料324円
　2018年1月28日発行

編集・発行　日本思春期青年期精神医学会　　　制作・発売　(株)岩崎学術出版社
　　　　　　〒160-8582　東京都新宿区信濃町35　　　　　　〒101-0052　東京都千代田区神田小川町2-6-12
　　　　　　慶応義塾大学医学部精神神経科学教室内　　　　　電話　03(5577)6817
　　　　　　E-mail：jsap.gim@gmail.com

・本誌広告は**日本医学広告社**が取り扱っています
　〒102-0071　東京都千代田区富士見2-12-8　電話　03(5226)2791　FAX　03(5226)0195
・本誌に掲載された著作物を複写したい方は，（社）日本複写権センターと包括複写許諾契約を締結されている企業の方
　でない限り，著作権者から複写権等の行使の委託を受けている次の団体から許諾を受けて下さい．
　〒107-0052　東京都港区赤坂9-6-41　乃木坂ビル　**中間法人 学術著作権協会**
　　電話　03(3475)5618　FAX　03(3475)5619　E-mail：jaacc@mtd.biglobe.ne.jp
・著作物の転載・翻訳のような，複写以外の許諾は，直接本会へご連絡下さい．